Fitness Kochbuch für Anfänger

Mit 160 Rezepten

zum langfristigen Erfolg

19. November 2020

Christian Hofmann

ISBN: 979-8579067791

Herdprofis

Inhaltsverzeichnis

Einleitung

Liebe Leserinnen und Leser,

wer sich fit fühlt, fühlt sich gut. Dass dazu Sport gehört, steht außer Frage. Eines sollte zudem klar sein: das A & O für Fitness ist die richtige Ernährung.

Um das Optimale aus dir herauszuholen, bedarf es nicht nur harten Trainings und Schweißes. Ist die Ernährung ungesund und belastet den Körper zusätzlich, hat das zwangsläufig negative Auswirkungen auf deine Fitness und Leistungs-fähigkeit. Ein Ernährungsplan kann parallel zum Training die Fitness steigern und dafür sorgen, dass Körper und Geist sich wohl fühlen.

Denn nur mit einer gesunden Ernährung belastest du deinen Körper nicht und gibst ihm alle Nährstoffe für einen vitalen Stoffwechsel. So sorgt die richtige Ernährung für mehr körperliches und geistiges Wohlbefinden und verbessert die Funktionen deiner Muskeln.

Durch den Einsatz der vorgeschlagenen Lebensmittel und Rezepte in Kombination mit dem richtigen Training wirst du sehen, wie sich deine Leistung kontinuierlich verbessert und du resistenter gegenüber Umwelteinflüssen wirst.

Übergewicht ist ein Problem unserer Zeit. Es ist aber nicht nur die Folge davon, dass wir zu viel essen oder uns zu wenig bewegen! Was wir essen, entscheidet vielmehr darüber, wie sich Nahrung auf unseren Körper auswirkt. Ursache für Übergewicht ist also vor allem eine falsche Nahrungsauswahl, mit der wir über Jahre die Fettspeicherung fördern und gleichzeitig den Fettabbau hemmen.

Wie können wir diesem Teufelskreis entkommen und unser normales Körpergewicht zurückgewinnen? Fitness und Ernährung: Wer richtig isst, kommt schnell in Top-Form. Die ideale Ernährung hilft uns Muskeln aufzubauen, die Figur zu straffen und ausreichend Energie zu haben. Dieses Buch widmet sich dem Thema der Ernährung für fitnessbegeisterte Menschen. Doch worauf ist in der Ernährung zu achten?

Die einfache, oft gehörte Antwort „Verzicht auf Fett" ist falsch. Das Problem sind vielmehr zu viele „schlechte" Kohlenhydrate in unserer Nahrung, wie zum Beispiel Zucker, Pasta, Brot und Kartoffeln. Diese sorgen dafür, dass der Insulinspiegel schnell steigt und rasch wieder fällt.

Die Folge davon sind Blutzuckerschwankungen, welche die Fettverbrennung erschweren. Fett wird vermehrt gespeichert und nicht mehr ausreichend abgebaut. Das Resultat: Wir werden zu dick. Als Maß dafür, wie schnell der Blutzuckerspiegel ansteigt, gilt der glykämische Index (GI). Es gibt jedoch auch "gute" Kohlenhydrate". Diese sind komplexer aufgebaut und werden langsamer verdaut. Dadurch können sie uns länger mit Energie versorgen. Das ist besonders hilfreich bei sportlicher Belastung. Generell sollten wir uns daher an Lebensmitteln mit einem niedrigen glykämischen Index orientieren.

Genaueres dazu und was gute und schlechte Kohlenhydrate für eine optimale Trainingsergänzung bedeuten, werden in diesem Buch ausführlich behandelt.

Wir haben die Möglichkeit, durch Änderung unserer Ernährungsgewohnheiten, auch ohne zu hungern, unser Gewicht zu reduzieren. Werfen wir den alten Diätballast ab, stellen wir unseren Stoffwechsel um und erlangen so neben unserem Wunschgewicht auch eine bessere Gesundheit!

Warum wir keine Bilder verwenden

Um Unklarheiten zu vermeiden, wollen wir im Folgenden erklären, weshalb wir uns dafür entschieden haben, unsere Bücher ohne Bilder zu gestalten.

Kochbücher sowie Bücher im Allgemeinen werden immer kostspieliger, je mehr Bildmaterial darin enthalten ist. Durch diese farbigen Aufnahmen entsteht in weiterer Folge eine entsprechend höhere Anzahl an Buchseiten, welche die Druckkosten und somit den Gesamtpreis des Buches kontinuierlich ansteigen lassen.

Auf der einen Seite veranschaulichen Bilder die Gerichte und sorgen für Appetit und Lust am Kochen, andererseits sieht das Endergebnis selten so wie auf den Bildern aus. Das sorgt dann für Enttäuschung, und die Motivation am Kochen geht verloren, was natürlich nicht passieren darf.

Abbildungen der perfekt servierten Gerichte sind der Grund dafür, dass ein Buch an Schwere, Dicke sowie auch an Unhandlichkeit zunimmt. Dies wird spätestens dann problematisch, wenn nicht genügend Platz in der Küche vorhanden ist. Des Weiteren ist ein kleines, nicht zu umfangreiches Buch, das perfekt in der Hand liegt, um einiges praktischer, wenn es schnell und einfach gehen soll.

Aufgrund der einfach beschriebenen Rezepte benötigt unser Kochbuch keine Bilder. Es liegt gut in der Hand und spart eine Menge Platz auf der Arbeitsfläche. Aufgrund nicht vorhandener Bilder können wir auch den Endpreis entsprechend geringhalten. Jedes Rezept benötigt lediglich maximal eine Seite, das verhindert anstrengendes Umblättern während des Kochens und bietet eine gut lesbare und verständliche Struktur.

Fitness-Ernährung im Detail

Der Stoffwechsel ist die Gesamtheit aller biochemischen Vorgänge, die in den Zellen unseres Körpers ablaufen. Durch ihn ist unser Körper in der Lage, sich selbst durch zugeführte Nährstoffe mit Energie zu versorgen.

Die besten Lebensmittel für deine Fitness

3 wichtige Brennstoffquellen stehen unserem Körper zur Verfügung, um Energie zu gewinnen: Proteine, Kohlenhydrate und Fette.

Innerhalb dieser 3 Brennstoffquellen finden sich im weiteren Verlauf dieses Buches Tipps für die jeweils besten Lebensmittel und Rezepte zum Selbstzubereiten. Um Muskeln aufbauen zu können, brauchst du als Sportler die richtigen Lebensmittel. Gewichte heben, Marathon laufen oder Sportarten, die einen hohen Krafteinsatz brauchen, können nur optimal funktionieren, wenn du deinem Körper genügend Nährstoffe zufügst, die deine Aktivitäten unterstützen.

Die richtige Ernährungsweise für Athleten hat eine große Bedeutung für deine Leistung und die Art fit zu bleiben. Allgemein sollten Sportler auf Folgendes achten:

- Angemessene Kalorienzufuhr für Wachstum, Entwicklung und Leistung
- Proteine für Muskelwachstum und Reparatur
- Kohlenhydrate für Muskelenergie
- Fett für fettlösliche Vitamine und Abrundung des Kalorienbedarfs
- Vitamine und Mineralstoffe zur Erhaltung der Gesundheit und Entwicklung von Gehirn, Knochen und Körper
- Wasser und andere Flüssigkeiten zur Aufrechterhaltung der Hydratation
- Ballaststoffe für normale Darmbewegungen und Darmgesundheit

1. Eier

Das Ei ist eines der Lieblingsnahrungsmittel von Sportlern. Es wird fälschlicherweise beschuldigt, für die Erhöhung des "schlechten" Cholesterinspiegels verantwortlich zu sein. Man kann es zu jeder Tageszeit und auf verschiedenste Arten leicht konsumieren. Es sei daran erinnert, dass LDL-

Cholesterin oder "schlechtes" Cholesterin häufig das Ergebnis einer übermäßigen Aufnahme von gesättigten Fettsäuren ist.

Eier bewirken deswegen eine Leistungssteigerung, weil sie eine hohe Anzahl von Proteinen besitzen. Sie haben eine hohe Assimilation mit unserem Körper. Die biologische Wertigkeit ist bei Eiern zu 100 % gegeben, was bedeutet, dass das enthaltene Protein in Eiern vollständig in Muskelmasse umgewandelt werden kann.

2. Grünes Gemüse

Laut Forschern der Universität Leuven in Belgien ist grünes Gemüse wie Spinat äußerst wirksam bei der Verbesserung der sportlichen Leistung. 27 Athleten nahmen an dem Experiment unter "normalen" Bedingungen und unter hypoxischen Bedingungen teil, d. h. mit einem Sauerstoffmangel wie er bei Höhen-sportlern auftreten kann. Nach 5 Wochen Testdauer hatte sich die Zusammensetzung der Muskelfasern positiv verändert. Die Forscher erklären diese Ergebnisse durch das Vorhandensein von Nitraten in dieser Art von Lebensmitteln. Sie ermöglichten eine Vasodilatation und eine bessere Bewässerung für einen leichteren Sauerstofftransport im Körper.

Die Integration von grünem Gemüse ist daher für die Leistung eines jeden Athleten und insbesondere für Ausdauersportler im Höhensport von Vorteil.

3. Kakao

In 100 Gramm Kakao sind 23 Gramm Eiweiß enthalten. Du kannst ein Stück dunkle Schokolade vor oder nach dem Sport essen (natürlich mit einem hohen Kakaogehalt von mehr als 70 Prozent) oder hochwertiges Kakaopulver in einen Joghurt (am besten echten griechischen) einrühren. Durch die Polyphenole und Antioxidantien, die im Kakao enthalten sind, schützt du deinen Körper gleichzeitig vor zu hohem Blutdruck und schonst deine Blutgefäße.

Durch seinen hohen Gehalt an Magnesium und Kalzium trägt Kakao dazu bei, dass du dich schneller nach einem anstrengenden Training erholen kannst. Der hohe Anteil von Magnesium ist zudem wichtig für die Flexibilität der Muskeln und beugt Krämpfen vor, was besonders für Sportler von besonderer Bedeutung ist.

4. Bananen

Bananen sind eine ausgezeichnete Quelle natürlicher Elektrolyten und Kohlen-hydrate, die nach einem Training ersetzt werden müssen. Sie sind auch reich an Kalium, was sie zum perfekten Snack nach dem Sport macht. Das Essen einer Banane wird dir helfen, deinen Elektrolyt-Stoffwechsel zu regulieren. Sie hilft zudem auch bei der Vorbeugung von Muskelkrämpfen und eignet sich als guter Kohlenhydratlieferant.

5. Nüsse

Nüsse sind reich an Proteinen und gesunden Fetten, was sie zu einer tragenden Säule in der Ernährung von Athleten macht. Mit Kohlenhydraten gegessen, helfen sie, deinen Blutzucker zu nivellieren und die Kohlenhydrate über einen längeren Zeitraum zu erhalten, anstatt sie sofort zu verbrennen. Sie sind auch leichter zu verdauen und belasten nicht deinen Magen. Nüsse sind reich an Ballaststoffen und Antioxidantien wie Vitamin E. Die entzündungshemmenden Nährstoffe machen sie ideal für die Knochengesundheit, die von jedem Sportler benötigt wird. Sie können auch das schlechte Cholesterin senken, was sich positiv auf die Gesundheit des Herzens auswirken kann.

6. Leinsamen, Oliven- und Kokosöl

Die einfach ungesättigten Fette, die im Olivenöl enthalten sind, haben entzündungshemmende Eigenschaften, die Sportler benötigen, wenn entsprechend viel Stress auf ihren Körper einwirkt. Leinsamenöl enthält zudem auch Omega-3-Fettsäuren, die entzündungshemmend wirken. Sie enthalten überdies Ballaststoffe und Proteine. Kokosöl wiederum enthält viele mittelkettige Triglyceride (MCTs), die ein hervorragender Energielieferant sind, und bei einem anstrengenden Training deiner Ausdauer helfen können.

7. Ananas

Ananas ist eine großartige Quelle für Vitamin C. Diese Tatsache mag keine große Überraschung sein. Es ist aber bemerkenswert, dass Vitamin C ein Antioxidans ist, welches nicht nur gut gegen Erkältungen wirken soll, indem es das Immunsystem stärkt. Vitamin C hilft möglicherweise auch bei der Reparatur und Erhaltung von Knorpel und Knochen (was für Sportler ein großer Vorteil ist).

Das Vitamin C in Ananas soll eine gesunde Reaktion gegen Entzündungen hervorrufen und wurde somit auch als „entzündungshemmend" bezeichnet, dass nach dem Training bei Muskel- und Gelenkschmerzen helfen kann.

Für einen Sportler kann eine Ananas bis zu 22 Gramm gute, komplexe Kohlenhydrate liefern, damit er nach dem Training schnell und gesund Energie tanken kann. Bromelain (ein für die Ananas spezifisches Enzym) reduziert eventuell Entzündungen, die nach dem Training auftreten können, und regt die Fettverbrennung an. Ananas enthält als weiteren wichtigen Bestandteil Cholin, das sich positiv auf Muskelbewegungen, Herzschlag und die Fettverbrennung auswirkt.

8. Griechischer Joghurt

Griechischer Joghurt beinhaltet einfach alles: Es enthält Proteine von hoher biologischer Wertigkeit, wenige Kohlenhydrate und Elektrolyte, wie zum Beispiel Kalzium. Joghurt enthält auch Präbiotika, die helfen, gute Bakterien im Darm zu vermehren. Das Immunsystem eines Sportlers steht oftmals unter Druck, weil es während des Trainings vermehrt Stresshormone produziert.

Eine wissenschaftliche Studie, die im Journal of Nutrition Review veröffentlicht wurde, beschreibt, wie Joghurt Entzündungen reduzieren kann. Eine Entzündung ist eine Reaktion des Immunsystems, da sie die "erste Verteidigungslinie" gegen eine Verletzung oder Infektion darstellt. Wenn diese Entzündung zunimmt, treten Probleme im Körper auf. Die Forscher unter der Leitung von Brad Bowling, einem Assistenzprofessor für Lebensmittelwissenschaften an der Universität von Wisconsin-Madison, stellten fest, dass Joghurt zu einer signifikanten Verringerung der Entzündungsmarker im Körper führen kann.

Griechischer Joghurt hat im Gegensatz zu herkömmlichen Joghurt zwei Mal so viel Eiweiß. Das Protein enthält Aminosäuren, die für unseren Zellaufbau und die Zellreparatur zwingend nötig sind. Das bedeutet, dass Zellen der Muskulatur wieder aufgebaut bzw. verletzte repariert werden können.

9. Flüssigkeit

Eine ausreichende Flüssigkeitszufuhr ist ein wichtiger Faktor für die optimale Leistungsfähigkeit. Die meisten Sportler profitieren von der Entwicklung eines persönlichen Trinkplans. Eine allgemeine Regel für eine Trainingseinheit ist, folgendes Mindestmaß zu konsumieren:

Zwei Gläser Flüssigkeit vor dem Training. Nach jeweils 15 Minuten Training sollten mindestens 100–200 ml Flüssigkeit (bevorzugt stilles Wasser) getrunken werden.

Die beste Wahl für die Flüssigkeitszufuhr sind Wasser und Apfelschorle (im Verhältnis 3:1, daher 3 Teile Wasser und ein Teil Apfelsaft). Isotonische Getränke sind am besten für Wettkämpfe geeignet, bei denen eine schnelle Flüssigkeitszufuhr und ein Elektrolytersatz erforderlich sind.

Proteine

Protein, auch als Eiweiß bekannt, ist für viele wichtige Vorgänge im Körper verantwortlich. Dabei handelt es sich um langkettige Aminosäuren, die in verschiedenen Lebensmitteln vorkommen. Sie sind bei der Synthese essentieller Enzyme genauso beteiligt wie beim Muskelaufbau und der Stärkung der körperlichen Fitness. Obendrein sättigen Proteine und enthalten zugleich wenig Kalorien. Gute natürliche Proteinquellen sind:

1. Fleisch

Putenbrust z.B. ist eine hervorragende Proteinquelle, enthält bis zu 25 Gramm hochwertiges Eiweiß je 100 Gramm, ist fettarm und somit optimal für fettfreien Muskelaufbau geeignet. Rindfleisch enthält etwa 21 Gramm Eiweiß bei 100 Gramm und ist zusätzlich auch reich an Zink und Vitamin B 12, welches nur in tierischen Produkten vorkommt. Bereits ein kleines bis mittelgroßes Steak liefert den täglichen Bedarf davon.

2. Fisch

Lachs und andere fetthaltige Fischarten enthalten eine große Menge an Omega-3-Fettsäuren. Sie sind äußerst wichtig für die optimale Funktion des Körpers. Obwohl Lachs hauptsächlich für seine vorteilhafte Zusammensetzung an Fettsäuren geschätzt wird, enthält er auch eine große Vielzahl anderer Nährstoffe. Ein 100-Gramm-Stück Wildlachs enthält 2,8 Gramm Omega-3-Fettsäuren sowie eine Menge hochwertiges tierisches Eiweiß und reichlich Vitamine und Mineralien, einschließlich großer Mengen an Magnesium, Kalium, Selen und B-Vitaminen.

3. Eier

1 großes Ei enthält 6 Gramm Eiweiß und nur 7 % deiner optimalen täglichen Fettzufuhr. Eier sind vielseitig und können leicht in eine vegetarische Ernährung aufgenommen werden. Sie können als Salat-Topping verwendet, mit Gemüse verrührt oder für eine leckere Sandwichfüllung gebraten werden. Bio-Eier sind dabei optimal, da sie mehr Vitamin E enthalten und auch ethisch zu bevorzugen sind.

4. Hüttenkäse

Hüttenkäse ist ein proteinreicher Käse, der alle essenziellen Aminosäuren enthält, die dein Körper benötigt. 100 Gramm Hüttenkäse enthalten 19 Gramm Eiweiß. Vollfetter Hüttenkäse ist reich an gesättigten Fettsäuren und hat einen hohen Kalzium-Anteil sowie Vitamin B.

5. Griechischer Joghurt

Wie oben schon erwähnt, ist Griechischer Joghurt reich an Proteinen. 100 Gramm enthalten ca. 10 Gramm Eiweiß. Achte darauf, dass es sich um einen original griechischen Joghurt handelt, da dieser einen hohen Kalzium-Anteil sowie gesunde Bakterienkulturen beinhaltet.

6. Quinoa - Vegetarisch und Vegan

Quinoa ist mittlerweile überall bekannt. 2013 gab es sogar das „Internationale Jahr des Quinoa". Es ist sehr vielseitig und kann vielen Rezepten hinzugefügt werden. 1 Tasse enthält 8 Gramm Eiweiß und ist daher gut für Vegetarier und Veganer geeignet. Quinoa besitzt alle 9 essenziellen Aminosäuren und ist, im Gegensatz zu herkömmlichen Getreidearten, reich an Ballaststoffen und ebenfalls ein guter Kohlenhydratlieferant. Der hohe Gehalt an Eisen, Magnesium und Zink wertet Quinoa zusätzlich als ein Nahrungsmittel mit hohen Mineralstoffen auf. Es kann bequem zu Eintöpfen oder Suppen hinzugefügt werden oder Reis und Nudeln ersetzen.

7. Bohnen - Vegetarisch und Vegan

Bohnen sind aufgrund der Menge an Protein, das sie enthalten, eine sehr gute Proteinquelle, die Vegetariern zur Verfügung stehen. In Bezug auf Kalorien sind Bohnen mit Fleisch vergleichbar, enthalten jedoch deutlich mehr Ballaststoffe und Wasser. Zudem sind sie stark sättigend. 100 Gramm Pinto-Bohnen etwa enthalten 21 Gramm Eiweiß. 100 Gramm Mungo-Bohnen enthalten 24 Gramm Protein.

8. Linsen - Vegetarisch und Vegan

100 Gramm Linsen, eine Art Hülsenfrucht, enthalten satte 23 Gramm Eiweiß. Sie sind leicht zuzubereiten und schmecken ausgezeichnet. Linsen sind reich an Ballaststoffen und enthalten einen hohen Anteil an essenziellen Mineralien sowie Folsäure und Magnesium. Sie lassen sich wunderbar in Currys, Suppen und Eintöpfen verarbeiten. Verschiedene Arten von Linsen eignen sich am

besten für unterschiedliche Arten der Küche. Zudem sind Linsen auch hervorragende Kohlenhydratlieferanten.

9. Kichererbsen - Vegetarisch und Vegan

Trotz ihres Namens sind Kichererbsen Hülsenfrüchte. 100 Gramm Kichererbsen enthalten 23 Gramm Eiweiß. Kichererbsen sind reich an Ballaststoffen und unterstützen das Verdauungssystem. Die in diesen Hülsenfrüchten enthaltenen unlöslichen Ballaststoffe werden im letzten Teil unseres Verdauungssystems, dem Dickdarm, abgebaut, wo sie in energiereiche kurzkettige Fettsäuren umgewandelt werden, die für die Gesundheit der Dickdarmzellen wichtig sind.

10. Tofu und Tempeh - Vegetarisch und Vegan

Tofu und Tempeh sind beide aus Sojabohnen gewonnene Produkte. Tofu wird aus Sojabohnen, Wasser und einem Gerinnungsmittel hergestellt. Tempeh wird nach einem Kultivierungs- und Fermentationsverfahren produziert, bei dem Sojabohnen in Kuchenform gebunden werden.

Tofu ist sehr vielseitig und nimmt den Geschmack der Soße oder Gewürze an, mit denen er gekocht wird. Tempeh kommt immer in einem festen Block und hat einen leicht nussigen Geschmack, passt aber auch gut zu vielen Saucen und Gewürzen. Tofu enthält auf 100 Gramm ca. 19 Gramm Eiweiß, Tempeh in etwa 18 Gramm.

11. Nüsse und Samen - Vegetarisch und Vegan

Nüsse und Samen sind eine hervorragende Proteinquelle und auch für Vegetarier geeignet. Sie können zu einer gesunden Mischung kombiniert werden, immer dann, wenn sich Hunger einstellt, sei es während der Arbeit, unterwegs oder als Zugabe zu Salaten und Suppen. Nüsse sind eine gute Quelle für gesunde Fette, Ballaststoffe und andere nützliche Nährstoffe. Jede Nussart bietet unterschiedliche ernährungsphysiologische Vorteile.

Nüsse gehören zu den besten Quellen für pflanzliche Proteine. Laut einer Übersichtsstudie aus dem Jahr 2017 kann eine nussreiche Ernährung dazu beitragen, Risikofaktoren wie Entzündungen bei einigen chronischen Krankheiten vorbeugen.

- 100 g Kürbiskerne = 19 g Eiweiß
- 100 g Erdnüsse = 26 g Eiweiß
- 100 g Mandeln = 21 g Eiweiß

- 100 g Pistazien = 20 g Eiweiß
- 100 g Cashewkerne = 18 g Eiweiß
- 100 g Walnüsse = 15 g Eiweiß

12. Seitan - Vegetarisch und Vegan

Seitan ist ein pflanzliches Protein, das aus Weizengluten gewonnen wird, und dient als Fleischersatz. Es enthält 75 Gramm Eiweiß auf 100 Gramm.

13. Hanfprotein-Pulver - Vegetarisch und Vegan

Hanf ist mittlerweile durch seine gesundheitlichen Vorteile in aller Munde. So ist es nicht erstaunlich, dass es auch für Sportler als Ergänzungsmittel gut geeignet ist. Nachstehend die wichtigsten Vorteile:

- Hanf ist eine der besten Quellen der Natur für pflanzliches Protein. Es eignet sich daher auch sehr gut für Vegetarier und Veganer. Hergestellt durch das Mahlen der Samen von Hanfpflanzen, enthält es einen hohen Anteil an essenziellen Fetten und Vitaminen sowie alle 20 Aminosäuren, einschließlich der 9 essenziellen.
- Hanfprotein eine sehr hochwertige Eiweiß-Quelle und wird nicht zu Unrecht als vollständiges Protein auf pflanzlicher Basis angesehen. Außerdem versorgt es deinen Körper mit vielen Ballaststoffen und Mineralien.
- Hanfproteinpulver enthält alle essenziellen Fettsäuren. Wenn Fettsäuren aufgenommen werden, produzieren sie doppelt so viel Energie wie Kohlenhydrate. Darüber hinaus dauert es länger, bis Proteine im Körper abgebaut werden. Dies führt wiederum dazu, dass Energie viel langsamer freigesetzt wird.

Hanf erhöht also nicht nur das Energieniveau, sondern erhält es auch den ganzen Tag über auf einem konstanten Level.

Was ist besser an einem Ei? – Das Eiklar oder das Eigelb?

Meist wird bei Eiern nur das Eiklar verzehrt und das Eigelb wird außer Acht gelassen. Es wird oftmals vermieden, da es gesättigte Fettsäuren und Cholesterin aus der Nahrung enthält, die den Cholesterinspiegel im Körper erhöhen können, was in Verbindung mit Herzkrankheiten gebracht wird. Eigelb enthält jedoch mehr Nährstoffe als das Eiklar.

Der gelbe Teil eines Eis hat eine höhere Dichte an Nährstoffen. Es enthält Vitamin B6, B12, A, D, E und K, ist reich an Kalzium, Magnesium, Eisen und Selen. Die im Eigelb enthaltenen Carotinoide tragen zur Verbesserung des Sehvermögens bei. Diese Carotinoide wirken als Antioxidantien und schützen die Augen vor freien Radikalen, die die Netzhaut schädigen können. Cholin, ein wasserlösliches Vitamin, das im Eigelb enthalten ist, hat entzündungshemmende Eigenschaften und reguliert die Herz-Kreislauf-Funktion des Körpers. Nicht außer Acht zu lassen ist die Tatsache, dass es Omega-3-Fettsäuren und Vitamin D enthält und somit auch einem Vitamin-D-Mangel entgegenwirken kann. Zudem ist das Eigelb eine Quelle des wichtigen Vitamin B12!

Eiweiß

Die äußere Schicht eines Eies ist das Eiweiß. Die meisten gesundheitsbewussten Menschen neigen dazu, nur diesen Teil zu konsumieren, da es sehr kalorienarm ist. Zudem liefert es dem Körper gesunde Proteine. Es ist bekannt für seine Fähigkeit, beim Muskelaufbau zu helfen und hat einen hohen Sättigungsgrad. Das darin enthaltene Kalium hält den Blutdruck aufrecht bzw. kann bei hohem Blutdruck senkend wirken.

Fazit

Experten behaupten, dass der Verzehr von Eiern für Sportler mit einem erhöhten Proteinbedarf unbedenklich sei und sie täglich 2 – 3 Eier essen können, ohne dass es die Blutfettwerte negativ beeinflusst. 90 % des Kalziumgehalts befinden sich im Eigelb. Zwar sind beide Teile des Eis gesund, aber wenn man den Nährstoffgehalt betrachtet, erscheint Eigelb vorteilhafter. Deswegen sollte bedacht werden, ob es wirklich Sinn macht, das Eigelb zu entsorgen, da es doch sehr wichtige Nährstoffe enthält.

Kohlenhydrate

In letzter Zeit sind Kohlenhydrate oftmals in Verruf geraten, sollen sie doch dick machen und somit vom Speiseplan weitestgehend verbannt werden. Jedoch ist man gut beraten, bei diesen Zuckermolekülen deutlich zu differenzieren, denn sie sind hervorragende Energielieferanten.

Möchte man auf seine Linie achten und ausreichend Energie bei der sportlichen Tätigkeit haben, wäre es jedoch ratsam, den Konsum sogenannter kurzkettiger Kohlenhydrate, auch als Monosaccharide und Disaccharide bekannt, einzuschränken.

Kohlenhydrate sind also nicht gleich Kohlenhydrate. Süßigkeiten und verschiedene Weißmehlprodukte enthalten sie zwar, doch handelt es sich dabei hauptsächlich um Einfachzucker. So steigt der Blutzucker nach dem Genuss rapide an, fällt aber auch wieder schnell ab. Das bedeutet, sie haben kein langfristiges Energiepotenzial.

Schlechte Kohlenhydrate befinden sich beispielsweise in Süßigkeiten oder Weißmehlprodukten (Toast, Kekse, etc..) und liefern zwar schnelle, aber keine langfristige Energie, da es sich dabei meist um Einfachzucker handelt. Das Problem: Dein Blutzuckerspiegel steigt nach dem Genuss solcher ungesunden Kohlenhydrate zunächst rasant an, es kommt zu einer starken Insulin-ausschüttung, danach fällt er genauso schnell wieder ab. Diese Schwankungen wirken sich negativ auf das Energielevel aus, das Sättigungsgefühl hält nur kurz und Heißhungerattacken sind die Folge. Für sportliche Aktivitäten sind somit schlechte Kohlenhydrate ungeeignet.

gute Kohlenhydrate

Wer sich gesund ernähren oder sogar abnehmen möchte, sollte sich auf die guten Kohlenhydrate konzentrieren. Dadurch, dass sie Mehrfachzucker enthalten, braucht der Körper länger sie aufzuspalten und zu verarbeiten. Der Blutzuckerspiegel bleibt länger stabil, das Sättigungsgefühl hält länger und somit bleibt auch die Leistung konstanter.

Auf gute Kohlenhydrate, auch als Oligo-, und Polysaccharide bekannt, sollte man jedenfalls nicht verzichten, denn sie beinhalten gesunde Mineralstoffe, wertvolle Vitamine sowie sekundäre Pflanzenstoffe. Zu finden sind sie bspw. in Kartoffeln, Getreide und Hülsenfrüchten.

Welche Nahrungsmittel enthalten gute Kohlenhydrate?

1. Süßkartoffeln

Bei Süßkartoffeln handelt es sich nicht um die normale Kartoffel, gemeinsam haben sie nur den Namen. Diese Art von Kartoffel hat eine andere Farbe und schmeckt eher süß. Eine kleine Süßkartoffel (125 Gramm) enthält ca. 30 Gramm der gesunden Kohlenhydrate. Des Weiteren trumpft sie mit einem hohen Anteil von Beta-Carotin, das Zellen beim Wachstum unterstützt, Vitamin C und E sowie Kalzium, Magnesium und Kalium.

2. Haferflocken

Vollkornprodukte wie Haferflocken haben einen hohen Gehalt an löslichen Ballaststoffen, sind reich an komplexen Kohlenhydraten und eine gute Proteinquelle. Sie überzeugen durch einen niedrigen glykämischen Index, der eine nachhaltige Energiefreisetzung im Blutkreislauf ermöglicht. Haferflocken bieten dem Körper Vitamin B und sind reich an Mineralien und Antioxidantien. Es ist für die Aufrechterhaltung des guten Cholesterinspiegels im Körper mitverantwortlich und gilt als eines der nahrhaftesten Lebensmittel, insbesondere für Sportler.

3. Brauner Reis

Getreidekörner wie brauner Reis gehören zu den reichhaltigsten Kohlenhydrat-quellen. Eine Tasse brauner Reis enthält in etwa 45 Gramm Kohlenhydrate. Brauner Reis ist gesünder, als weißer Reis, da er mehr Ballaststoffe, Vitamine und Mineralien enthält. Zudem wird er auch langsamer absorbiert (sein glykämischer Index ist niedriger), sodass er nachhaltig wichtige Energie liefert und weniger die Fettspeicherung fördert.

4. Kidneybohnen

Kidneybohnen bestehen hauptsächlich aus stärkehaltigen Kohlenhydraten, die ungefähr 72 % des gesamten Kaloriengehalts ausmachen. Stärke besteht überwiegend aus langen Glucoseketten in Form von Amylose und Amylopektin.

Bohnen haben im Vergleich zu den meisten anderen Stärkequellen einen relativ hohen Anteil an Amylose (30 – 40 %). Aus diesem Grund ist Bohnenstärke ein langsam freisetzendes Kohlenhydrat. Die Verdauung dauert länger und der Blutzucker steigt langsamer und allmählicher an, als bei anderen Stärken. Dies macht Kidneybohnen besonders vorteilhaft für Menschen mit Typ-2-Diabetes.

Sie haben einen sehr niedrigen glykämischen Index (GI), sind fettarm und enthalten wertvolle Nährstoffe, vor allen Dingen Magnesium, das für die Muskeln eine wichtige Rolle spielt. Kidneybohnen werden zumeist in Eintöpfen, Chili, Gemüse – oder Reisgerichten verwendet.

6. Kichererbsen

Die Hülsenfrucht, aus der Humus hergestellt wird, wird oft als hochwertige Kohlenhydratquelle vergessen. Kichererbsen liefern nicht nur großzügige 22 g

Kohlenhydrate in einer halben Tasse, sondern auch satte 6 g Ballaststoffe und 7 g Protein. Ballaststoffe tragen dazu bei, du dich satt fühlst, halten den Blutzuckerspiegel konstant und können das Risiko von Herz-Kreislauf-Erkrankungen verringern.

7. Buchweizen

Buchweizen besteht hauptsächlich aus Kohlenhydraten. Das am häufigsten vorkommende Kohlenhydrat ist Stärke, auch bekannt als komplexes Kohlenhydrat. Stärke wird von Pflanzen produziert und als Energie gespeichert. Es ist eine bedeutende Energiequelle für den Menschen - besonders wenn Sie Kraftstoff für anstrengendes Training benötigen.

schlechte Kohlenhydrate

Wir wissen nun, dass es bei den Kohlenhydraten, die wir zu uns nehmen, Unterschiede gibt. Tagtäglich verzehren wir viele Kalorien, wie Brot zum Frühstück, Nudeln, oder verschiedene Snacks zwischendurch. Das kann zu Übergewicht führen, vor allen Dingen, wenn wir Kohlenhydrate essen, die viel Zucker enthalten. Doch, wie bereits erwähnt, gibt es Unterschiede bei der Zusammensetzung der Zuckermoleküle, die in verschiedenem Tempo im Körper verarbeitet und verdaut werden.

Die Bezeichnung schlechte Kohlenhydrate bezieht sich somit auf Lebensmittel, die vorwiegend aus Einfachzucker bestehen und sich negativ auf den Insulinstoffwechsel auswirken. Meist ist in diesen vermehrt Weißmehl enthalten, was den negativen Effekt noch zusätzlich verstärkt. Als Beispiele sind Weißbrot, Kuchen, Kekse und anderen Backwaren zu nennen. Darüber hinaus führt der Verzehr von vielen dieser Kohlenhydraten, zu einem Kalorienüberschuss, erhöhtem Hungergefühl, Energieeinbrüchen und letztendlich auch zu einer Gewichtszunahme.

Auflistung der häufigsten, schlechten Kohlenhydrate:

- Getreide (Weißbrot, Reis,..)
- Nudeln
- Kuchen
- Süßigkeiten
- Stärkehaltiges Gemüse (Mais, Kartoffeln, Rüben)
- Salatdressing

Fette

Fett benötigt der Körper u.a. für die Verwertung von fettlöslichen Vitaminen wie z.B. dem Provitamin A und den Vitaminen D, E und K. Dass dafür besonders hochwertige, gesunde Fette verwendet werden sollten, steht außer Frage.

Welche Fette sind denn nun aber gesund? Dazu zählen essentielle Fettsäuren, die wichtige Bestandteile für die Gesundheit generell und den Muskelaufbau insbesondere sind. Überdies schützen sie die Körperzellen und regulieren den Hormonhaushalt.

Zu den essentiellen Fettsäuren, die der Körper übrigens nicht selbst herstellen kann, sondern über die Ernährung zugeführt bekommen muss, gehören einfach ungesättigte und mehrfach ungesättigte Fettsäuren. Einfach ungesättigte Fettsäuren beeinflussen positiv den Cholesterinspiegel des Blutes und reduzieren das „schlechte" Cholesterin.

Mehrfach ungesättigte Fettsäuren sind die Omega-3- und die Omega-6-Fettsäuren, die in einem Verhältnis von 5:1 konsumiert werden sollten. Ein Zuviel am Omega-6-Fettsäuren wirkt sich nämlich negativ auf die Gesundheit aus. Omega-3-Fettsäuren hingegen verbessern die Sehkraft, schützen das Herz und wirken sich positiv auf das Gehirn, die Nerven und die Konzentration aus.

Vitamine & Mineralstoffe

Der menschliche Körper braucht Vitamine und Mineralstoffe täglich in ausreichender Menge. Der Bedarf wird insbesondere durch frisches Obst und Gemüse gedeckt. Doch was ist eigentlich der Unterschied zwischen diesen beiden Lebensmittelarten? Darüber herrscht nicht immer Einigkeit. Allgemein kann man sagen, dass Obst fast immer roh konsumiert werden kann und, dass Gemüse eher gegart oder gedünstet konsumiert wird. Ausnahmen bestätigen auch hier die Regel, denn insbesondere in Salat-Rezepten wird Gemüse häufig ungekocht verzehrt. Generell wird oftmals empfohlen, möglichst viel von diesen Lebensmitteln zu konsumieren, enthalten sie doch genau jene wertvollen Vitamine und Mineralstoffe, die den Körper fit halten und als sehr gesund gelten.

Mikronährstoffe

Sportler konzentrieren sich darauf, die Ausdauer zu erhöhen, Muskelermüdung und -verletzungen zu reduzieren und die Leistung zu maximieren. Während sie die Rolle von Makronährstoffen wie Proteinen,

Kohlenhydraten, Fetten und anderen gesunden Lebensmitteln erkennen, wird die Bedeutung von Mikronährstoffen häufig vernachlässigt. Ein Mangel an Mikronährstoffen kann zu leichter Müdigkeit, Muskel- oder Knochenverletzungen und anderen Mangelerscheinungen führen.

Welche Lebensmittel enthalten viele Mikronährstoffe?

Um einen Mangel an Vitaminen und Mikronährstoffen vorzubeugen, solltest du Lebensmittel zu dir nehmen, die viel davon enthalten. Nachfolgend findest du einige wichtige Nahrungsmittel, die den Aufbau von Muskeln unterstützen können.

- Putenbrust
- Mandeln
- Griechischer Joghurt
- Lachs
- Eier
- Brokkoli
- Rote Beete
- Rindfleisch
- Hüttenkäse
- Bierhefe

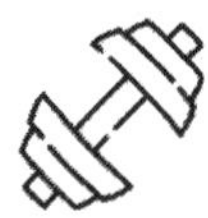

Nahrungsergänzungsmittel

Eine ausgewogene und gesunde Ernährung liefert normalerweise alle Nährstoffe, die die meisten Menschen benötigen, um ihre Gesundheit und ihr Wohlbefinden zu erhalten. In der Realität besteht die Ernährung eines Einzelnen jedoch nicht immer aus einer Vielzahl von Lebensmittelgruppen im richtigen Verhältnis zueinander. Aus diesem Grund können Nahrungsergänzungsmittel helfen, den Bedarf an Makronährstoffen, wie Proteine, Fette, Kohlenhydrate und Mikronährstoffen, wie bsp. Vitamin- und Mineralstoffe, zu optimieren. Die wichtigsten Nahrungsergänzungsmittel für die Fitness sind:

- Proteinpulver
- Aminosäuren
- Kreatinpräparate

Leistungsergänzungsmittel können eine gesunde Ernährung nicht vollständig ersetzen, sie können jedoch, je nach Art und Intensität des Trainings, eine hilfreiche Unterstützung sein.

Das richtige Timing der Fitness-Ernährung

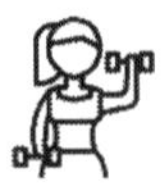

Es ist von großer Bedeutung, sich als Sportler mit dem Thema Ernährung auseinanderzusetzen, und auch zu wissen, welche Nahrungsmittel vor dem Training, sowie danach wichtig sind, um die optimale Leistung erzielen zu können und sich schnell von der körperlichen Anstrengung zu erholen.

Was und wann vor dem Sport essen?

Sportler sollten vor dem Training nur leicht verdauliche Ernährung zu sich nehmen und trotzdem vielseitig sein. Verschiedene Obstsorten, Gemüse, Fisch und Fleisch haben einen sehr hohen Nährwert, sind aber vor dem Sport nicht zu empfehlen, da diese die Verdauung stark belasten und dadurch das Training beeinflussen. Deswegen sollte die Aufnahme von schweren Gerichten wie z.B. Hackbraten mit Beilage, Fastfood, Schnitzel mit Pommes Frites, usw.., mindestens 2 Stunden zurückliegen.

Im Allgemeinen sollten Sportler, um eine ideale Leistung zu erbringen, vor dem Sport, leicht verdauliche Nahrung zu sich nehmen, wie eine Mischung aus Kohlenhydraten und Eiweiß. So wird garantiert, dass genügend Energie vorhanden ist, um die Muskeln ausreichend damit zu versorgen.

Als Faustregel gilt, nur eine Kleinigkeit zu essen, wenn es zu sportlichen Aktivitäten kommt. So kann z. B. eine Banane, die viel Magnesium enthält und sättigend wirkt, eine gute Idee sein.

Was während des Sports essen?

Welche Nahrungsmittel sind während des Sports zu empfehlen:

- Mandeln
- Hüttenkäse
- Trockenfrüchte
- Bananen
- Hafer
- Vollkornbrot
- Ausreichend Flüssigkeit

Der menschliche Körper braucht Wasser, um zu funktionieren. Es hat sich gezeigt, dass eine gute Flüssigkeitszufuhr die Leistung aufrechterhält und sogar verbessert, während eine Dehydrierung mit einer signifikanten Leistungs-minderung einher geht. Es wird empfohlen, vor dem Training sowohl Wasser, als auch Natrium zu sich zu nehmen. Dies verbessert den Flüssigkeitshaushalt.

So ist es auch empfehlenswert, mindestens vier Stunden vor dem Training ca. ½ Liter Wasser und ca. 10 bis 15 Minuten vor dem Training, 0,2 l Wasser zu trinken.

Was nach dem Sport essen?

Das Essen der richtigen Lebensmittel nach dem Training kann dir helfen, dich zu erholen und deine Muskeln aufzubauen.

Drei Ziele der Ernährung nach dem Training:

1. Rehydrieren

Sportler verlieren durch das Schwitzen während des Trainings viel Flüssigkeit und Elektrolyte. Es ist wichtig, mit Wasser oder bei Bedarf mit elektrolythaltigen Getränken zu rehydrieren. Die Menge an Wasser, welches während des Trainings verloren geht, solltest du danach mindestens mit derselben Menge wieder zu dir nehmen.

2. Auffüllen

Wenn Sportler mit hoher Intensität oder über einen längeren Zeitraum trainieren, verbrauchen sie einen Großteil ihrer gespeicherten Kohlenhydrate in Form von Glykogen. Um das Glykogen wieder aufzufüllen, solltest du kurz nach dem Training eine kohlenhydratreiche Mahlzeit oder ein isotonisches Getränk zu dir nehmen. Empfehlenswert wären etwa eine Banane, ein Energieriegel oder auch eine Apfelschorle.

3. Reparieren

Training kann das Muskelgewebe stark belasten und schädigen. Der Konsum von Proteinen, wie bsp. ein Proteinshake oder Cottage Cheese, direkt nach dem Training hilft, Muskelgewebe zu reparieren und wiederaufzubauen.

Die besten Nahrungsmittel, nach dem Training

Es gibt eine Vielzahl nahrhafter Lebensmittel, die deine Bedürfnisse nach dem Sport unterstützen können. Hier sind einige Anregungen für dich, was du nach einem harten Training zu dir nehmen solltest, um deinem Körper zu helfen, sich wieder zu regenerieren:

- Griechischer Joghurt mit frischem Obst und Honig
- Hüttenkäse mit Banane
- Rührei und Toast
- Süßkartoffelpüree und Hühnchen
- Shrimps mit Reis oder Quinoa
- Lachs mit Süßkartoffeln
- Steak mit einem Quinoa-Salat

Die besten Lebensmittel nach dem Training sind Fisch oder Huhn, Quinoa, Avocado, dunkles Blattgemüse sowie Protein-Shakes. Quinoa ist ein großartiges Lebensmittel nach dem Training, da es sowohl Eiweiß als auch Kohlenhydrate enthält, zwei Lebensmittelgruppen, die für die Regeneration unerlässlich sind. Blattgemüse wie Grünkohl, Spinat und Rucola enthält sowohl Kalzium als auch Eisen, was den Stoffwechsel und die Knochenstärke unterstützen kann.

Deine Ernährungsbedürfnisse nach dem Training werden am stärksten von deinen allgemeinen Sportzielen bestimmt - ob du Fett verlieren, Muskeln aufbauen oder deine Leistung verbessern möchtest.

Gesundes Abendessen für Sportler

Besonders beim Abendessen ist es wichtig, eiweißreiche Nahrung zu uns zu nehmen, vor allen Dingen, um genügend Nährstoffe zu erhalten, die zum Aufbau der Muskeln notwendig sind und diese zu regenerieren.

Am Ende des Tages schaltet der Körper auf Regeneration um und zu viel aufgenommene Kohlenhydrate können dann schaden, da diese in Fett umgewandelt werden. Deswegen solltest du besonders am Abend darauf achten, kein Übermaß an Kohlenhydraten zu dir zu nehmen, sondern mehr auf den Eiweißgehalt achten, da Proteine besonders wichtig für die Regeneration sind.

Meiden sollte man unter anderem:

- Brot
- Pasta und Reis oder Kartoffeln
- Gebackene Lebensmittel

Eiweißreiche Gerichte machen satt, fördern unser Immunsystem und sind wichtig für die Zellbildung und die Zellreparatur. Besonders am Abend, nach einem anstrengenden Workout braucht unser Körper vermehrt diese Art der Ernährung.

Beispiele für eiweißreiche Nahrung für das Abendessen:

- Hähnchenfleisch
- Griechischer Joghurt oder Kefir
- Putenschinken, Lachsschinken
- Nüsse (Mandeln, Erdnüsse)
- Spinat, Avocado, Rosenkohl
- Gerichte mit Eiern (Rührei mit Spinat, Omelette)
- Gebackenes oder gegrilltes Gemüse
- Suppen (Tomaten-Zucchini-Lauch)
- Salate (je nach Belieben mit Fisch oder Hühnchen)
- Hüttenkäse

Getränke und Fitness

Jeder gesunde Mensch sollte täglich etwa zwei Liter Wasser oder andere Getränke, zu sich nehmen. Sportler dürfen ruhig noch mehr trinken, da sie viel schwitzen und ihre Speicher wieder auffüllen müssen. Das ideale Getränk für einen Ernährungsplan, der die Fitness fördern soll, ist stilles Mineralwasser.

Wer unter Muskelkrämpfen leidet, kann es mit etwas Salz vermengen. Alternativ helfen Elektrolytgetränke. Industrielle Limonaden wie Cola und auch Alkohol machen dick und sind für die Fitness nicht besonders förderlich. Auch kann Kohlensäure während des Sports stören, weil sie zu Luft im Bauch führt.

Isotonische Getränke

Training fördert die Herzgesundheit, den Gewichtsverlust und die allgemeine Fitness. Aber es ist zu beachten, dass es während eines intensiven Workouts zu einem Flüssigkeitsverlust bis zu drei Liter kommen kann. Dies führt zu einem Verlust von wichtigen Mineralstoffen. Isotonische Getränke ersetzen diese

Nährstoffe und Flüssigkeitsdefizite rasch und normalisieren dadurch den Elektrolythaushalt des Körpers.

Elektrolyte

Elektrolyte sind essenzielle Mineralien, die dazu beitragen, das Säure-Basen-Gleichgewicht in den Körperzellen von Natrium, Kalium, Kalzium, Magnesium, Chlorid, Bicarbonat, Phosphat und Sulfat aufrechtzuerhalten. Eine niederländische Studie, die 1998 im "International Journal of Sports Medicine" veröffentlicht wurde, verglich die Auswirkungen eines koffeinhaltigen Erfrischungsgetränks, eines natriumarmen Mineralwassers und einer isotonischen Kohlenhydrat-Elektrolyt-Lösung auf Elite-Radfahrer. Probanden, denen das isotonische Getränk verabreicht wurde, behielten mehr Natrium, Magnesium und Kalzium in ihrem Körper - genug, um Harn- und Schweißverluste auszugleichen.

Glucose

Glykogen, das in Glukose umgewandelt und in der Leber/ Muskeln gespeichert wird, benötigt weniger Sauerstoff als Eiweiß oder Fett, um als Brennstoff verbrannt zu werden. Ein isotonisches Getränk kann das Glykogen-Gleichgewicht rasch wieder herstellen.

Wasser

Viele Sportwissenschaftler sind der Meinung, dass normales Leitungswasser oder stilles Mineralwasser, während des Trainings vollkommen ausreichend ist. Damit können der Flüssigkeitshaushalt und die optimale Funktion des Körpers während des Trainings erreicht werden.

Tipps für eine optimale Trainingsleistung

Meal Prep

Die optimale Fitness-Ernährung mit dem Alltag zu vereinen stellt mitunter, von Zeit zu Zeit, eine Herausforderung dar. Schnell wird zu Fertiggerichten gegriffen, die meist eine hohe Menge an Zucker/ schlechten Kohlenhydraten enthalten und die für das Training notwendige Energie wird somit nicht optimal unterstützt. Der Vorteil der Essensvorbereitung liegt auf der Hand. Der zeitliche Aufwand wird, durch einmaliges Zubereiten pro Woche, reduziert und gesundes und Essen ist immer griffbereit.

Mit dem 30-Tage-Wochenplan, am Ende dieses Buches, können Sie vorrausschauend für eine jeweilige Arbeitswoche, die Gerichte im Voraus zubereiten.

Der Schummeltag/ Cheat Day

Die konsequente Ernährung für Sportler erfordert ein hohes Maß an Disziplin. Um die Motivation, sich tagtäglich, gesund zu ernähren und dem Training die optimale Versorgung mit den wichtigen Nährstoffen zu gewährleisten und diese dauerhaft aufrecht erhalten zu können, benötigen manche von Zeit zu Zeit auch mal eine Belohnung. Diese Belohnung kann an einem Tag der Woche in Form eines Schummeltags (Cheat Day) erfolgen. An diesem Tag kann, nach Lust und Laune, das konsumiert werden, was ansonsten nicht auf dem Speiseplan stehen sollte. Wichtig ist, am nächsten Tag wieder zum gewohnten Essverhalten zurückzukehren und den Spagat zwischen Normalität und Ausnahme zu schaffen. Dann kann ein Schummeltag hilfreich sein und die Motivation aufrechterhalten werden.

Salat, aber bitte mit Protein

Salate sind unverzichtbare Bestandteile einer optimalen Fitness Ernährung, denn sie sind leicht verdaulich und überzeugen mit vielen gesunden Zutaten. Zusätzlich zu den etlichen nährstoffreichen Inhalten besteht die Möglichkeit, den Salat mit zusätzlichem Eiweiß zuzubereiten. Denn ein bunter Salat, der mit ordentlich Protein punktet hilft auch dem Sportler beim Training. Hier empfehlen sich folgende Zutaten:

- Gekochte Eier
- Gegartes Putenfleisch
- Thunfisch
- Lachs
- Fetakäse
- Bacon
- Garnelen

Eisenmangel

Ausdauer- und Leistungssportler haben durch ihr intensives, schweißtreibendes Training häufig unter Eisenmangel zu leiden, da Eisen auch durch Schweiß und Urin verloren geht. Dadurch ist ihr Bedarf an Eisen um etwa 1 mg höher als bei Nichtsportlern. Einem Eisenmangel, auch Eisen-Anämie genannt, gilt es daher mit der entsprechenden Ernährungsweise vorzubeugen, um Leistungstiefs und andere gesundheitliche Probleme zu vermeiden.

Folgende körperlichen Symptome können bei einem Eisenmangel auftreten:

- chronische Müdigkeit, Schwindel, Kopfschmerzen
- blasse, trockene Haut, trockene Schleimhäute
- eingerissene Mundwinkel (Rhagaden)
- brüchige Nägel sowie glanzloses, brüchiges Haar
- erhöhte Infektionsanfälligkeit, Kältegefühl

Ob es sich wirklich um einen Eisenmangel handelt, kann letztendlich aber nur ein Arzt durch eine Blutentnahme und -analyse feststellen. Liegt Eisenmangel vor, kann dies durch die Gabe von Eisentabletten und -dragees ausgeglichen werden.

Eisenhältige Lebensmittel:

- Fleisch und Innereien
- Eier, insbesondere im Eigelb
- Fisch
- Spinat, Mangold, Grünkohl
- Haferflocken, Hirse, Quinoa
- Vollkornnudeln
- Hülsenfrüchte

REZEPTE

FRÜHSTÜCK

Power-Pancakes

Soviel Zeit muss sein: **15 Minuten**

Portionen: **2**

Schwierigkeit: **einfach**

Nährwerte p.P. 150 kcal | Kh 2,4 g | Eiweiß 17,5 g | Fett 6,7 g

Zutaten

- 4 Eiweiß
- 50 g Magerquark
- 30 g Hanfprotein
- Pflanzenöl

Zubereitung

1) Zunächst die Eier in einer Schüssel aufschlagen.
2) Mit dem Magerquark und dem Hanfprotein vermengen.
3) Eine beschichtete Pfanne erhitzen und mit etwas Pflanzenöl den Teig in kleinen Portionen einfüllen und bei wenig Temperatur für ein paar Minuten beidseitig herausbacken.

Rührei mit Schnittlauch und Pfifferlingen

Soviel Zeit muss sein:	**20 Minuten**
Portionen:	**2**
Schwierigkeit:	**mittel**
Nährwerte p.P.	334 kcal | Kh 3,8 g | Eiweiß 21,6 g | Fett 18,0 g

Zutaten

- 5 Eier
- 1 kleine Zwiebel
- 300 g Pfifferlinge
- 50 g Butter
- 1 Stange Frühlingszwiebel
- 1 Schuss Mineralwasser
- 1 Prise Muskatnuss
- 1/2 Bund Schnittlauch
- etwas Mehl
- Rapsöl
- Walnussöl
- Salz, Pfeffer

Zubereitung

1) Die Pfifferlinge in eine Schüssel mit Mehlwasser geben, waschen und trocknen.
2) Die Zwiebeln schälen und würfeln, Rapsöl erhitzen und die Pfifferlinge ein paar Minuten scharf anbraten, gelegentlich umrühren.
3) Die Zwiebelwürfel hinzufügen, drei Minuten mit braten. Mit Salz, Pfeffer und Muskatnuss würzen.
4) Währenddessen die Eier verquirlen und etwas Mineralwasser hinzufügen. Den Schnittlauch säubern, in kleine Röllchen schneiden und zur Seite stellen, Walnusskerne hacken und ebenfalls zur Seite stellen.
5) In einer beschichteten Pfanne die Butter erwärmen, dann die Hitze zurückstellen. Die Eier hinzufügen, stocken lassen und sanft rühren. Falls die Hitze zu hoch sein sollte, kann die Pfanne auch immer wieder kurz von der Herdplatte gezogen werden. Nach etwa drei Minuten die Pilze hinzufügen.
6) Zuletzt den Schnittlauch hinzufügen und mit Walnussöl beträufeln. Mit Salz und Pfeffer abschmecken und servieren.

Joghurt-Quark-Frühstück

Soviel Zeit muss sein: **15 Minuten**

Portionen: **2**

Schwierigkeit: **einfach**

Nährwerte p.P. 302 kcal | Kh 38 g | Eiweiß 25,9 g | Fett 2,9 g

Zutaten

- 250 g Quark
- 250 g Naturjoghurt
- 1 Handvoll Blaubeeren
- 1 Handvoll Himbeeren
- 1/2 Banane
- 2 EL Agavendicksaft
- 1 EL Limettensaft
- 1 EL Amaranth, gepufft

Zubereitung

1) Zuerst die Beeren waschen, die Banane schälen und in Scheiben schneiden.
2) In einer Schüssel den Quark mit dem Naturjoghurt, dem Agavendicksaft, sowie dem Limettensaft verrühren und auf 2 Schüsseln verteilen.
3) Als Topping die Bananenscheiben, die Beeren und den Amaranth auf der Masse platzieren.

Dinkel-Joghurt-Bowl mit Blaubeeren

Soviel Zeit muss sein: **30 Minuten**

Portionen: **2**

Schwierigkeit: **einfach**

Nährwerte p.P. 223 kcal | Kh 33,8 g | Eiweiß 8 g | Fett 3,7 g

Zutaten

- 2 Handvoll Blaubeeren, gefroren
- 80 g Dinkel
- 240 ml Wasser
- 4 EL Naturjoghurt
- 1 EL Chiasamen
- 1 TL Honig
- 1 TL Zitronenabrieb

Zubereitung

1) Den Dinkel waschen, in einem Topf mit heißem Wasser zum Kochen bringen und bei wenig Temperatur für ca. 20 Minuten köcheln lassen.
2) Währenddessen einen zweiten Topf erhitzen und darin die Blaubeeren ca. 4 Minuten leicht köcheln, die Chiasamen, den Honig und den Zitronenabrieb hinzufügen und weitere 5 Minuten bei wenig Temperatur, unter Rühren, simmern lassen, ev. noch etwas Flüssigkeit hinzufügen.
3) Den Dinkel auf 2 Schüsseln verteilen und mit den Blaubeeren und dem Joghurt beträufeln.

Omelette mit Räucherlachs und Spinat

Soviel Zeit muss sein: **20 Minuten**

Portionen: **2**

Schwierigkeit: **einfach**

Nährwerte p.P. 408 kcal | Kh 2,6 g | Eiweiß 36,3 g | Fett 28,7 g

Zutaten

- 200 g Räucherlachs-scheiben
- 20 g Babyspinat
- 4 mittelgroße Eier
- 2 TL Kapern
- 2 TL Sesamsaat
- 2 TL natives Olivenöl
- Meersalz & Pfeffer

Zubereitung

1) Die Eier in eine Schüssel aufschlagen und verquirlen. Dann den Babyspinat, den Räucherlachs, die Sesamsaat und die Kapern zu den verquirlten Eiern geben.
2) Das Olivenöl in einer antihaftbeschichteten Pfanne erwärmen, die Ei-Lachs-Mischung hineingießen und in der Pfanne gleichmäßig verteilen.
3) Die Mischung so lange in Bewegung halten, bis eine glatte Oberfläche entstanden ist, und dann die Hitzestufe reduzieren, damit die Masse stocken kann.
4) Den Rand des Omeletts mit einem Pfannenwender langsam von der Pfanne ablösen. Das Omelett in der Mitte zusammenklappen oder aufrollen und noch warm servieren.

Dinkelporridge mit Hanfprotein

Soviel Zeit muss sein: **10 Minuten**

Portionen: **1**

Schwierigkeit: **einfach**

Nährwerte p.P. 364 kcal | Kh 41,8 g | Eiweiß 21,5 | Fett 10,4 g

Zutaten

- 40 g Dinkelflocken
- 200 ml Milch
- 1 EL Hanfproteinpulver
- 1 EL Mandlblättchen
- 1 TL Ahornsirup
- 1 Prise Zimt

Zubereitung

1) Einen beschichteten Topf erhitzen und darin die Dinkelflocken mit der Milch, einer Prise Zimt und einer Prise Salz zum Kochen bringen.
2) Für ca. 2-3 Minuten unter ständigem Rühren kochen, dann von der Herdplatte nehmen, das Hanfproteinpulver und das Ahornsirup unterrühren.
3) Mit den Mandelblättchen bestreuen und servieren.

Kokos-Pancakes

Soviel Zeit muss sein: **20 Minuten**

Portionen: **3**

Schwierigkeit: **einfach**

Nährwerte p.P. 98 kcal | Kh 0,6 g | Eiweiß 7,5 g | Fett 5,7 g

Zutaten

- 2 Eier
- 2 Eiweiß
- 60 g Kokosmehl
- 175 ml Mandelmilch
- 1 EL Erythrit
- 1/2 TL Backpulver
- Öl zu Herausbacken

Zubereitung

1) Die Eier in eine Schüssel schlagen und mit der Mandelmilch, dem Kokosmehl und dem Erythrit sowie dem Backpulver vermengen.
2) Eine beschichtete Pfanne mit etwas Öl erhitzen und aus der Masse ca. 9 Pancakes herausbacken.
3) Dafür jeweils etwas von dem Teig eingießen, für 2-3 Minuten anbraten und danach umdrehen, herausnehmen und etwas abkühlen lassen.

Veganes Rührei

Soviel Zeit muss sein: **15 Minuten**

Portionen: **2**

Schwierigkeit: **einfach**

Nährwerte p.P. 236 kcal | Kh 12,4 g | Eiweiß 22,2 g | Fett 10,4 g

Zutaten

- 240 g Tofu
- 1 rote Zwiebel
- 1 Frühlingszwiebel
- 1 rote Paprika
- 1 TL Kurkuma
- 1 Handvoll frischer Schnittlauch
- natives Olivenöl
- Salz, Pfeffer

Zubereitung

1) Zunächst den Tofu abtrocknen und in kleine Krümel zerreiben.
2) Die Frühlingszwiebel und die Paprika waschen und kleinschneiden, die Zwiebel schälen und klein hacken, den Schnittlauch in kleine Röllchen schneiden.
3) Eine beschichtete Pfanne heiß werden lassen, Olivenöl hinzugeben und den Tofu darin kurz anbraten und das Kurkuma hinzufügen.
4) Das Gemüse zum Tofu in die Pfanne geben und alles ein paar Minuten anbraten, mit Salz und Pfeffer abschmecken. Zuletzt mit dem Schnittlauch bestreuen und servieren.

Overnight-Oats

Soviel Zeit muss sein: **15 Minuten**

Portionen: **2**

Schwierigkeit: **einfach**

Nährwerte p.P. 414 kcal | Kh 68,5 g | Eiweiß 12,1 g | Fett 17,1 g

Zutaten

- 2 Bananen
- 60 g Himbeeren
- 40 g Blaubeeren
- 40 g Mandelblättchen
- 300 ml Hafermilch
- 100 ml Orangensaft
- 6 EL Haferflocken
- 1 EL Chiasamen
- 1 EL Ahornsirup
- 1/2 TL Kurkuma

Zubereitung

Die Overnight-Oats-Bowl am besten bereits am Vortag zubereiten und über Nacht in den Kühlschrank stellen.

1) Die Haferflocken in zwei Schüsseln geben und mit dem Chiasamen, dem Ahornsirup und 250 ml Hafermilch vermengen.
2) In der Früh eine Banane mit 50 ml Hafermilch, dem Kurkuma und dem Orangensaft pürieren, die zweite Banane schälen und in Scheiben schneiden.
3) Das Bananenpüree, die geschnittenen Bananen, die Himbeeren, die Blaubeeren sowie die Mandelblättchen auf den Bowls verteilen und servieren.

Schnelles Magerquark Frühstück

Soviel Zeit muss sein: **5 Minuten**

Portionen: **1**

Schwierigkeit: **einfach**

Nährwerte p.P. 228 kcal | Kh 17,9 g | Eiweiß 34,6 | Fett 1,0 g

Zutaten

- 250 g Magerquark
- 2 EL Milch
- 1 Handvoll Beeren
- 1 TL Agavendicksaft

Zubereitung

1) In einer Schüssel den Magerquark mit der Milch und dem Agavendicksaft vermengen.
2) Die Beeren waschen und unter die Masse heben.

Dazu passen auch gut kleingehackte Nüsse.

Skyr mit Blaubeeren und Banane

Soviel Zeit muss sein: **10 Minuten**

Portionen: **1**

Schwierigkeit: **einfach**

Nährwerte p.P. 360 kcal | Kh 30,8 g | Eiweiß 25,4 g | Fett 17,2 g

Zutaten

- 1 Banane
- 150 g Skyr
- 20 g Blaubeeren
- 1 EL Erdnussbutter

Zubereitung

1) Die Banane schälen und kleinschneiden, die Blaubeeren waschen.
2) In einer Schüssel den Skyr mit der Banane und der Erdnussbutter verrühren, die Blaubeeren darüber verteilen.

Rührei mit Pesto und Leinöl

Soviel Zeit muss sein: **20 Minuten**

Portionen: **2**

Schwierigkeit: **einfach**

Nährwerte p.P. 198 kcal | Kh 7,9 g | Eiweiß 4,9 g | Fett 15,3 g

Zutaten

- 3 Eier
- 1 kleine rote Paprika
- 1 große Schalotte
- 1 Handvoll Basilikum
- 30 g Pinienkerne
- 3 EL Olivenöl, extra nativ
- 1 EL Leinöl
- 1 EL Balsamico
- 2 TL Zitronensaft
- Meersalz & Pfeffer

Zubereitung

1) Die Paprika waschen, entkernen und kleinschneiden, die Schalotte schälen und hacken, den Basilikum waschen und trocken tupfen.
2) Danach den Zitronensaft mit dem Basilikum, 2 EL Olivenöl und den Pinienkernen mit einem Stabmixer zu einem Pesto verarbeiten.
3) In einer Schüssel die Paprika mit der Schalotte, dem Leinöl und dem Balsamico vermengen.
4) Die Eier verquirlen, würzen und mit dem Pesto vermengen.
5) Eine beschichtete Pfanne mit 1 EL Olivenöl erhitzen und die Eier-Pesto-Masse unter Rühren zu einem Rührei garen.
6) Herausnehmen und mit der Paprika-Schalotten Salsa anrichten.

Matcha-Smoothie-Bowl

Soviel Zeit muss sein: **10 Minuten**

Portionen: **2**

Schwierigkeit: **einfach**

Nährwerte p.P. 418 kcal | Kh 33,3 g | Eiweiß 6,3 g | Fett 26,1 g

Zutaten

- 1 Avocado
- 1 Banane
- 1 Handvoll Himbeeren
- 1 Handvoll Walnüsse
- 30 g Babyspinat
- 1 EL Blütenhonig
- 1 TL Matcha-Pulver
- etwas Wasser
- 1 Prise Meersalz

Zubereitung

1) Die Avocado schälen und entkernen, die Banane schälen, die Walnüsse etwas zerkleinern, die Himbeeren waschen.
2) Alles, außer die Walnüsse und die Himbeeren in einen Mixer geben und gut durchmixen.
3) In Schüsseln verteilen und mit Walnüssen und Brombeeren anrichten.

Shakshuka mit Zucchini und Feta-Käse

Soviel Zeit muss sein: **30 Minuten**

Portionen: **2**

Schwierigkeit: **mittel**

Nährwerte p.P. 288 kcal | Kh 17,4 g | Eiweiß 19,4 g | Fett 14,6 g

Zutaten

- 2 Eier
- 1 Schalotte
- 1 kleine Knoblauchzehe
- 1 rote Chilischote
- 1 Handvoll Petersilie
- 1/2 rote Paprika
- 1/2 kleine Zucchini
- 400 g Dosentomaten, stückig
- 80 g Auberginen
- 50 g Feta
- 1 EL Tomatenmark
- 1/2 TL Kreuzkümmel, gemahlen
- 1/2 TL Blütenhonig
- etwas Pflanzenöl
- Meersalz, Pfeffer

Zubereitung

1) Die Paprika, die Zucchini und die Aubergine säubern und in Würfel schneiden. Die Schalotte schälen und würfeln, den Knoblauch schälen und klein hacken. Die Chilischote säubern, der Länge nach aufschneiden, die Kerne entfernen und zerhacken.
2) Das Pflanzenöl in einer Pfanne auf mittlere Temperatur bringen. Schalotte, Knoblauch und Chili kurz andünsten. Den Paprika, die Zucchini und die Aubergine hinzufügen und alles vier Minuten dünsten. Danach das Tomatenmark hinzufügen, kurz anschwitzen und mit Salz, Pfeffer und Kreuzkümmel würzen.
3) Mit den Tomaten aufgießen, Honig hinzufügen und nochmals mit Salz, Pfeffer und Kreuzkümmel abschmecken.
4) Aufkochen und ca. 10 Minuten köcheln. Die Eier nacheinander in die Pfanne geben und etwa sieben Minuten zugedeckt stocken lassen.
5) Den Feta in Stücke schneiden, die Petersilie hacken. Das Gericht mit dem Fetakäse und der Petersilie bestreut anrichten.

Dinkel-Porridge mit Himbeeren und Datteln

Soviel Zeit muss sein: **15 Minuten**

Portionen: **2**

Schwierigkeit: **einfach**

Nährwerte p.P. 341 kcal | Kh 50,4 g | Eiweiß 7,3 g | Fett 9,7 g

Zutaten

- 400 ml Hafermilch
- 4 gehackte Walnusshälften
- 2 gehackte, entkernte Medjool-Datteln
- 100 g geputzte Himbeeren
- 70 g Haferflocken

Zubereitung

1) Einen Topf mit der Hafermilch und den Datteln langsam erwärmen. Die Dinkelflocken dazu geben und so lange kochen, bis das Porridge die gewünschte Konsistenz hat.
2) Danach die Walnussstücke untermischen, die Himbeeren darüber verteilen und servieren.

Hanfprotein-Bowl

Soviel Zeit muss sein: **10 + 120 Minuten**

Portionen: **1**

Schwierigkeit: **einfach**

Nährwerte p.P. 496 kcal | Kh 59,4 g | Eiweiß 23,8 g | Fett 13,3 g

Zutaten

- 1 Banane
- 1 kleiner Apfel
- 40 g Hanfprotein
- 20 g Blaubeeren
- 50 ml Wasser
- 40 ml Kokosmilch
- 1 TL Chiasamen
- 1 TL Agavendicksaft

Zubereitung

1) Das Obst wachen, entkernen und grob schneiden, die Blaubeeren waschen.
2) Alle Zutaten, außer den Blaubeeren gut vermixen.
3) Den Inhalt in eine Schüssel geben und mit den Blaubeeren belegen.

Am Besten wird die Bowl bereits am Vortag zubereitet, sodass die Chiasamen aufquellen können, zumindest sollte die Bowl 2 Stunden im Kühlschrank gelagert werden.

Omelett mit Avocado und Lollo Bianco

Soviel Zeit muss sein: **15 Minuten**

Portionen: **2**

Schwierigkeit: **einfach**

Nährwerte p.P. 304 kcal | Kh 9,4 g | Eiweiß 11,5 g | Fett 23,6 g

Zutaten

- 4 bis 6 Lollo Rosso Blätter
- 2 Eier
- 1 Avocado
- 1 TL Pflanzenöl
- Saft einer 1/2 Limette
- etwas Salz und Pfeffer

Zubereitung

1) Die Avocado schälen, den Kern entfernen und in Streifen schneiden.
2) Mit etwas Limettensaft beträufeln. Etwas Öl in einer Pfanne erhitzen und die Avocado Streifen hineingeben.
3) Dann die Eier mit einem Quirl verrühren, mit Salz und Pfeffer würzen und die Eimasse über die Avocado Streifen in die Pfanne schütten. Den Herd herunterdrehen und die Eimasse stocken lassen.
4) Das fertige Omelett aus der Pfanne nehmen, auf den Lollo Bianco-Blättern anrichten, einen Spritzer Limettensaft darüber geben und servieren.

Proteinjoghurt

Soviel Zeit muss sein: **10 Minuten**

Portionen: **1**

Schwierigkeit: **einfach**

Nährwerte p.P. 256 kcal | Kh 18,4 g | Eiweiß 40,6 g | Fett 2,8 g

Zutaten

- 250 g fettarmer Joghurt
- 100 g TK-Beerenmischung
- 30 g Whey-Proteinpulver mit Vanille Geschmack

Zubereitung

1) Die Beeren auftauen lassen.
2) Danach mit dem Joghurt und dem Proteinpulver vermengen.

Omelette-Küchlein

Soviel Zeit muss sein: **40 Minuten**

Portionen: **6**

Schwierigkeit: **einfach**

Nährwerte p.P. 196 kcal | Kh 2,1 g | Eiweiß 19,8 g | Fett 11,9 g

Zutaten

- 10 Eier
- 1 Paprika
- 100 g Lauch
- 100 g Fenchel
- 60 g Frühlingszwiebeln
- 50 g Parmesan
- 50 g geräucherter Schinken
- 60 ml fettarme Milch
- Olivenöl
- Meersalz Pfeffer

Zubereitung

1) Den Backofen auf 180 ° C vorheizen.
2) Die Paprika waschen, entkernen und kleinschneiden, den Lauch und die Frühlingszwiebel waschen und kleinschneiden, den Fenchel wachen und in ebenfalls kleinhacken. Den Schinken in kleine Würfel schneiden und den Parmesan reiben.
3) Muffinformen zur Hand nehmen und mit etwas Olivenöl benetzen.
4) Die Eier mit der Milch, Salz und Pfeffer in einer großen Schüssel verquirlen.
5) Das Gemüse, den geräucherten Schinken und den geriebenen Käse gleichmäßig in Muffinschalen verteilen.
6) Die Mischung vorsichtig in jede Tasse leeren und fast bis zum Rand auffüllen.
7) Im Ofen 25 - 30 Minuten backen, bis sie fest geworden sind. Pro Person 2 Küchlein servieren.

Gebackene Avocado

Soviel Zeit muss sein: **20 Minuten**

Portionen: **2**

Schwierigkeit: **einfach**

Nährwerte p.P. 253 kcal | Kh 1,3 g | Eiweiß 10,1 g | Fett 22,3 g

Zutaten

- 2 frische Eier
- 1 reife Avocado
- Meersalz
- schwarzer Pfeffer

Zubereitung

1) Zunächst den Backofen auf 220 ° C vorheizen.
2) Die Avocado halbieren und den Kern entfernen.
3) Etwa zwei Esslöffel Fleisch aus der Mitte der Avocado herausnehmen, gerade so viel, damit das Ei in die Mitte passt.
4) Danach die Avocado in eine kleine Auflaufform legen, dabei darauf achten, dass sie nicht umkippen.
5) Jeweils ein Ei in jede Avocadohälfte füllen, in den Ofen geben und 15 bis 20 Minuten backen. Die Garzeit hängt von der Größe Ihrer Eier und Avocados ab.
6) Aus dem Ofen nehmen und mit Pfeffer und Salz würzen.

Fitnesswaffeln

Soviel Zeit muss sein: **20 Minuten**

Portionen: **3**

Schwierigkeit: **einfach** 

Nährwerte p.P. 144 kcal | Kh 13,8 g | Eiweiß 12,9 g | Fett 4,2 g

Zutaten

- 6 Eiweiß
- 2 Eier
- 1 kleine Banane
- 50 g Dinkelflocken
- Rapsöl
- Zimt

Zubereitung

1) Die Dinkelflocken kurz mit einem Mixer etwas zerkleinern, die Banane schälen, zerteilen und in eine Schüssel geben, die Eier hinzufügen und danach mit den Dinkelflocken und etwas Zimt vermixen.
2) Das Waffeleisen vorheizen und mit etwas Fett bestreichen.
3) Die gewünschte Menge Teig auf das heiße Bügeleisen geben.
4) Solange garen, bis kein Dampf mehr austritt und die Waffeln nicht mehr am Bügeleisen haften, mit dem restlichen Teig wiederholen.
5) Pro Person 2 Waffeln servieren, die Menge ergibt in etwa 6-7 Waffeln.

Grüne-Algen-Bowl

Soviel Zeit muss sein: **15 Minuten**

Portionen: **2**

Schwierigkeit: **einfach**

Nährwerte p.P. 234 kcal | Kh 32,2 g | Eiweiß 6 g | Fett 7,1 g

Zutaten

- 100 ml Mandelmilch
- 1 gefrorene Banane
- 1/2 Mango
- 3 Minzblätter
- 1 Handvoll Blaubeeren
- 1 Handvoll Brombeeren
- 1 Handvoll Kokosflocken
- 1 TL Spirulina, zu Pulver gemahlen

Zubereitung

1) Zunächst die Beeren und die Minze waschen, die Mango schälen, entkernen und in Würfel schneiden.
2) Nun die Banane mit der Mango, der Minze, der Mandelmilch, sowie der zu Pulver gemahlenen Spirulina fein pürieren.
3) Alles auf 2 Schüsseln verteilen und mit den Beeren, sowie den Kokosflocken bestreuen.

Sojajoghurt mit Erdbeeren

Soviel Zeit muss sein: **10 Minuten**

Portionen: **1**

Schwierigkeit: **einfach**

Nährwerte p.P. 498 kcal | Kh 40,1 g | Eiweiß 46 g | Fett 22,9 g

Zutaten

- 220 g Sojajoghurt
- 160 g Erdbeeren
- 2 TL Ahornsirup
- 1 TL Kokosflocken

Zubereitung

1) Die Erdbeeren waschen, den Stiel entfernen und in Scheiben schneiden.
2) In einer Schüssel das Sojajoghurt mit dem Ahornsirup vermengen, darüber die Erdbeeren platzieren und mit Kokosflocken bestreuen.

Himbeer-Chiasamen-Aufstrich

Soviel Zeit muss sein: **10 + 60 Minuten**

Portionen: **1 Glas**

Schwierigkeit: **einfach**

Nährwerte p.P. 49 kcal | Kh 5,6 g | Eiweiß 1,1 g | Fett 1,3 g

Zutaten

- 250 g frische Himbeeren (siehe unten)
- Saft von ½ Zitrone
- 3 EL Chiasamen
- 2 EL Blütenhonig

Zubereitung

1) Die Himbeeren gut waschen, danach mit dem Zitronensaft und 2 EL Honig in einen Mixer geben und fein pürieren.
2) Danach die Chiasamen hinzufügen und noch einmal vermixen.
3) In ein sauberes 340 g Glas mit Deckel geben und für ca. 1 Stunde im Kühlschrank ruhen lassen.

Der Aufstrich hält sich im Kühlschrank für ein paar Tage.

DRESSINGS, DIPS & CO

Liebstöckl-Pesto

Soviel Zeit muss sein: **10 Minuten**

Portionen: **2**

Schwierigkeit: **einfach**

Nährwerte p.P. 228 kcal | Kh 1,4 g | Eiweiß 2,8 g | Fett 23,3 g

Zutaten

- 30 g Petersilie
- 20 g Pinienkerne
- 10 g Liebstöckel
- 40 ml natives Olivenöl
- Meersalz, Pfeffer

Zubereitung

1) Zunächst die Kräuter waschen und kurz überkochen. In eiskaltem Wasser abschrecken und klein hacken.
2) In einer beschichteten Pfanne die Pinienkerne ohne Fett kurz anrösten.
3) Zusammen mit den Pinienkernen und dem Meersalz in einem Mixer zu einem Pesto mixen.

Grünes Cashew-Dressing

Soviel Zeit muss sein: **5 Minuten**

Portionen: **2**

Schwierigkeit: **einfach**

Nährwerte p.P. 429 kcal | Kh 17,4 g | Eiweiß 15,1 g | Fett 33,1 g

Zutaten

- 1 Handvoll Basilikum
- 1 Handvoll Schnittlauch
- 140 g Cashewkerne
- 60 ml Wasser
- 1/2 EL Limettensaft
- 1/2 TL Honig
- Meersalz
- schwarzer Pfeffer, frisch gemahlen

Zubereitung

1) Die Kräuter waschen und mit den restlichen Zutaten in einem tiefen Gefäß fein pürieren.
2) Mit Meersalz und frisch gemahlenen Pfeffer abschmecken. Je nach Konsistenz ev. noch etwas Wasser hinzufügen.

Chili-Dressing

Soviel Zeit muss sein: **10 Minuten**

Portionen: **2**

Schwierigkeit: **einfach**

Nährwerte p.P. 225 kcal | Kh 15 g | Eiweiß 0,5 g | Fett 22,6 g

Zutaten

- 30 g Blütenhonig
- 2 Thai-Chilis
- 1 Limette
- 3 EL natives Olivenöl
- 3 EL Apfelessig
- 2 EL Leitungswasser
- 1/2 TL rote Chilipaste
- Meersalz, Pfeffer

Zubereitung

1) Die Chilis und die Limette waschen.
2) Danach die Schale der Limette abreiben und den Saft ausdrücken.
3) Alle Zutaten in einem Mixer gut durchmixen und mit etwas Meersalz und Pfeffer abschmecken.

Tomaten-Petersilien-Salsa

Soviel Zeit muss sein: **30 Minuten**

Portionen: **1**

Schwierigkeit: **einfach**

Nährwerte p.P. 92 kcal | Kh 4,6 g | Eiweiß 1,0 g | Fett 7,6 g

Zutaten

- 3 Kirschtomaten
- 1 Handvoll Petersilie
- 1/4 rote Zwiebel
- 1/2 EL Limettensaft
- 1/2 EL Olivenöl
- 1/2 TL Agavendicksaft
- Meersalz

Zubereitung

1) Die Tomaten waschen, die Zwiebel schälen und beides fein würfeln.
2) Die Petersilie waschen und fein hacken.
3) Alle Zutaten in einer Schüssel miteinander vermengen und mit Salz abschmecken, für ca. 20 Minuten durchziehen lassen.

Guacamole

Soviel Zeit muss sein: **10 Minuten**

Portionen: **2**

Schwierigkeit: **einfach**

Nährwerte p.P. 213 kcal | Kh 6,9 g | Eiweiß 2,6 g | Fett 18,2 g

Zutaten

- 1 Avocado
- 1 Tomate
- 1 kleine Schalotte
- 1 Spritzer Zitronensaft
- 1 TL Olivenöl
- Meersalz, Pfeffer

Zubereitung

1) Zunächst die Schalotte schälen und fein würfeln, die Tomate waschen, vierteln, den flüssigen Innenteil herausschneiden und fein hacken.
2) Anschließend die Avocado halbieren, den Kern entfernen und das Fruchtfleisch mit einem Löffel von der Schale lösen, grob schneiden, in einer Schüssel mit etwas Zitronensaft, den Schalotten und der Tomate vermengen.
3) Etwas Olivenöl hinzufügen und alles mit einer Gabel zerdrücken, mit Meersalz und Pfeffer abschmecken.

Gesunde Curry-Sauce

Soviel Zeit muss sein: **5 Minuten**

Portionen: **2**

Schwierigkeit: **einfach**

Nährwerte p.P. 56 kcal | Kh 3,6 g | Eiweiß 2,9 g | Fett 2,7 g

Zutaten

- 120 g Joghurt
- 1 EL Mayonnaise, fettarm
- 2 TL Curry Pulver
- 1 TL Senf

Zubereitung

1) Alle Zutaten in einer Schüssel miteinander vermengen.

Kurkuma Dressing mit Senf

Soviel Zeit muss sein: **10 bis 15 Minuten**

Portionen: **250 ml**

Schwierigkeit: **einfach**

Nährwerte p.P. 144 kcal | Kh 1,1 g | Eiweiß 0,3 g | Fett 15,2 g

Zutaten

- 1 kleingehackte Thai-Chilis
- 200 ml natives Olivenöl
- 30 ml Apfelessig
- 10 ml Zitronensaft
- 1 TL Dijon-Senf
- 1 TL Kurkuma

Zubereitung

1) Alle Zutaten für das Dressing in einen hohen Rührbecher füllen und für circa eine Minute mit einem Pürierstab zerkleinern, bis ein sämiges Gemisch entstanden ist.
2) Nun das Dressing in einen luftdichten Behälter oder ein Schraubglas füllen und im Kühlschrank aufbewahren. Die Salatsauce vor der Verwendung immer 10 bis 15 Minuten vorher herausnehmen.

Petersilien-Dressing mit Knoblauch

Soviel Zeit muss sein: **10 Minuten**

Portionen: **2**

Schwierigkeit: **einfach**

Nährwerte p.P. 138 kcal | Kh 12,9 g | Eiweiß 0,5 g | Fett 9,2 g

Zutaten

- 1 Handvoll Petersilie
- 1 Knoblauchzehe
- 2 EL Agavendicksaft
- 2 EL Olivenöl
- Meersalz, Pfeffer

Zubereitung

1) Die Petersilie waschen, und fein hacken.
2) Die Knoblauchzehe schälen und ebenfalls fein hacken.
3) In einer Schüssel alle Zutaten gut miteinander vermengen und mit Salz und Pfeffer würzen.
4) Je nach Geschmack mit etwas Meersalz und Pfeffer abschmecken.

Kichererbsen-Grünkohl-Aufstrich

Soviel Zeit muss sein: **20 Minuten**

Portionen: **1**

Schwierigkeit: **einfach**

Nährwerte p.P. 156 kcal | Kh 12,4 g | Eiweiß 8,1 g | Fett 6,4 g

Zutaten

- 1 Blatt Grünkohl
- 60 g Kichererbsen, aus der Dose
- 1/2 Knoblauchzehe
- 1/2 EL Zitronensaft
- 1/2 TL Agavendicksaft
- 1/2 TL Sesampaste
- 1/2 TL Olivenöl extra nativ
- schwarzer Pfeffer
- Meersalz

Zubereitung

1) Den Grünkohl waschen, die Blattrippe entfernen die Kichererbsen abtropfen lassen, den Knoblauch schälen und fein hacken.
2) Einen Topf mit Wasser erhitzen und darin den Grünkohl für ein paar Minuten blanchieren, kalt abschrecken und fein hacken.
3) Alle Zutaten in einer Küchenmaschine zu einer homogenen Masse pürieren, mit Meersalz und Pfeffer abschmecken.

Koriander-Mandel-Dressing

Soviel Zeit muss sein: **10 Minuten**

Portionen: **1**

Schwierigkeit: **einfach**

Nährwerte p.P. 312 kcal | Kh 2,5 g | Eiweiß 5,5 g | Fett 30,3 g

Zutaten

- 50 ml Mandelmilch
- 1 Handvoll frischer Koriander
- 5 EL Wasser
- 2 EL natives Olivenöl
- 2 EL Mandelmus
- 1 TL getrocknetes Basilikum
- 1 TL getrockneter Liebstöckel
- Meersalz, Pfeffer

Zubereitung

1) Den Koriander waschen, grob hacken und mit den restlichen Zutaten in einem Mixer gut vermixen.
2) Je nach Geschmack mit etwas Meersalz und Pfeffer abschmecken.

SALATE

Asiatischer Salat mit Tofu

Soviel Zeit muss sein: **20 Minuten**

Portionen: **2**

Schwierigkeit: **einfach**

Nährwerte p.P. 325 kcal | Kh 17,5 g | Eiweiß 26,0 g | Fett 15,5 g

Zutaten

- 4 Cocktailtomaten
- 1 Lauchzwiebel
- 1 Thai-Chili
- 1 Handvoll Koriander
- 1 Handvoll geröstete Erdnüsse
- 1 Pkg. Enoki Pilze
- ½ Limette
- 220 g Tofu
- 3 EL Sojasauce
- 1 TL brauner Zucker

Zubereitung

1) Zuerst die Enoki Pilze waschen und das untere Ende abschneiden, die Erdnüsse hacken, den Tofu in Würfel schneiden, die Chili waschen, putzen und fein hacken, die Lauchzwiebel waschen und in Röllchen schneiden, den Koriander waschen und fein hacken, die Limette auspressen und die Tomaten waschen und vierteln.
2) Nun in einem Topf den Tofu für ein paar Minuten weich garen.
3) In einer Schüssel den Limettensaft mit der Sojasauce und dem braunen Zucker vermengen, den Tofu hinzufügen.
4) Zuletzt alle Zutaten, außer den Erdnüssen und etwas vom Koriander miteinander vermengen und mit den Erdnüssen und dem Koriander bestreuen und servieren.

Thunfisch-Feta-Salat

Soviel Zeit muss sein: **20 Minuten**

Portionen: **2**

Schwierigkeit: **einfach**

Nährwerte p.P. 398 kcal | Kh 5,9 g | Eiweiß 29,5 g | Fett 28,9 g

Zutaten

- 180 g Cocktailtomaten
- 100 g Schafskäse
- 80 g Jungsalat Mix
- 10 grüne Oliven mit Paprikafüllung
- 1 Dose Thunfisch
- 1/2 kleine rote Zwiebel
- 2 EL Olivenöl
- 1 EL Balsamico
- n.B. Kräuter
- Meersalz & Pfeffer

Zubereitung

1) Den gewaschenen Salat in eine Schüssel geben, die Zwiebel in Ringe schneiden, die Tomaten waschen und halbieren, die Oliven abtropfen lassen und in Scheiben schneiden, den Feta zerbröseln, den Thunfisch abtropfen lassen und in eine Schüssel geben, dabei etwas vom Saft auffangen.
2) Die Tomaten, die Oliven und die Zwiebel mit dem Blattsalat vermengen.
3) In einer zweiten Schüssel aus dem Saft der Thunfischdose mit etwas Olivenöl, dem Balsamico sowie Salz und Pfeffer eine Marinade anrühren.
4) Die Marinade gut mit dem Salat vermengen und darüber den Schafskäse und Kräuter nach Wahl verteilen.

Melonensalat mit Hühnchen

Soviel Zeit muss sein: **20 Minuten**

Portionen: **3**

Schwierigkeit: **einfach**

Nährwerte p.P. 411 kcal | Kh 14 g | Eiweiß 27,6 g | Fett 27,3 g

Zutaten

für den Salat

- 2 Avocados
- 1 kleine Melone
- 1 Frühlingszwiebel
- 600 g Hühnerbrustfilets
- 100 g Rucola
- 40 g Pinienkerne
- Olivenöl

für das Dressing

- 6 EL Olivenöl
- 3 TL Dijon-Senf
- 3 TL Zitronensaft
- 3 TL Honig
- Meersalz & Pfeffer

Zubereitung

1) Die Avocados schälen, entkernen und in Würfel schneiden, die Melone schälen und würfeln, den Rucola waschen, die Frühlingszwiebel waschen und in Röllchen schneiden, die Hühnerbrustfilets waschen, trocken tupfen, in Würfel schneiden und würzen.
2) Für das Dressing alle Zutaten in einer Schüssel miteinander vermengen.
3) Eine beschichtete Pfanne erhitzen und darin die Pinienkerne ohne die Zugabe von Öl einige Minuten anrösten, bis sie etwas braun werden, danach herausnehmen.
4) Das Huhn in der erhitzen Pfanne mit etwas Olivenöl anbraten.
5) Alles zusammenfügen und gut vermengen.

Gesunder Brokkoli-Salat

Soviel Zeit muss sein: **20 Minuten**

Portionen: **2**

Schwierigkeit: **einfach**

Nährwerte p.P. 445 kcal | Kh 29,8 g | Eiweiß 10,7 | Fett 35,1 g

Zutaten

- 300 g Brokkoli
- 2 Karotten
- 1 Zitrone, unbehandelt
- 1 rote Zwiebel
- 50 g Cranberries
- 50 g Cashewnüsse, geröstet
- 80 ml Apfelessig
- 50 ml Olivenöl
- 1 EL brauner Zucker
- 1 EL Agavendicksaft
- Meersalz

Zubereitung

1) Den Brokkoli waschen und in sehr kleine Röschen zerteilen, die Karotten schälen und in hauchdünne Streifen schneiden, die Cashewkerne grob hacken, die Zwiebel schälen und in feine Ringe schneiden, die Zitrone auspressen und etwas von der Schale abreiben.
2) Den Essig mit dem Zucker und einer Prise Salz erhitzen und ca. eine Minute köcheln lassen, danach die Zwiebel hinzufügen und eine weiter Minute köcheln lassen, zur Seite stellen und abkühlen lassen.
3) In einer Schüssel den Brokkoli mit den Karottenstreifen, den Cranberries und den Cashewnüssen sowie der Zwiebel vermengen.
4) Die Flüssigkeit der Zwiebeln mit dem Olivenöl, dem Agavendicksaft, dem Zitronenabrieb,- und Saft sowie 1-2 EL Wasser vermengen. Alles mit dem Gemüse vermischen und gut durchziehen lassen.
5) Auf zwei Schüsseln verteilen und servieren.

Salat mit Birnen und Schinken

Soviel Zeit muss sein: **20 Minuten**

Portionen: **2**

Schwierigkeit: **einfach**

Nährwerte p.P. 321 kcal | Kh 25,9 g | Eiweiß 25,1 g | Fett 16,8 g

Zutaten

- 2 kleine Birnen
- 1/2 Zitrone
- 150 g Schinken
- 120 g Feldsalat
- 20 g Walnüsse
- 1 TL Honig
- schwarzer Pfeffer, frisch gemahlen

Zubereitung

1) Die Birnen schälen, halbieren, entkernen, in grobe Würfel schneiden und anschließend mit dem Saft der Zitrone vermengen.
2) Den Feldsalat waschen, trocknen und in eine Salatschüssel geben.
3) Anschließend den Schinken in kleinere Stücke schneiden.
4) Die Birnen, die Walnüsse und den Honig mit dem Feldsalat vermengen.
5) Zuletzt den Schinken und etwas frischen schwarzen Pfeffer beimengen und alles gut vermischen.

Rote Beete-Apfel-Salat

Soviel Zeit muss sein: **15 Minuten**

Portionen: **2**

Schwierigkeit: **einfach**

Nährwerte p.P. 280 kcal | Kh 24,2 g | Eiweiß 21,6 g | Fett 9 g

Zutaten

- 2 kleine Äpfel
- 1 Rote Beete, vorgekocht
- 80 g Rucola
- 60 g Feta Light
- 1 EL Olivenöl
- 1 TL Zitronensaft
- Meersalz
- Pfeffer

Zubereitung

1) Den Apfel waschen und schälen und in Stücke schneiden, den Rucola waschen und die Rote Beete kleinschneiden, den Feta grob zerbröseln.
2) In einer Schüssel den Zitronensaft mit etwas Salz und Pfeffer verrühren, dann das Olivenöl hinzufügen.
3) Alles miteinander vermengen und anrichten.

Avocado-Salat mit Granatapfel

Soviel Zeit muss sein: **15 Minuten**

Portionen: **2**

Schwierigkeit: **einfach**

Nährwerte p.P. 304 kcal | Kh 14,7 g | Eiweiß 6,8 g | Fett 22,8 g

Zutaten

- 1 Avocado
- ½ Granatapfel
- 80 g Feldsalat
- 40 g Fetakäse
- 10 g Frischkäse
- 1 EL Dijon-Senf
- 1 TL Agavendicksaft
- 1 TL Balsamico
- Meersalz, Pfeffer

Zubereitung

1) Zunächst den Salat waschen, die Avocado teilen und den Kern entfernen, die Granatapfelkerne herauslösen.
2) Das Fruchtfleisch der Avocado mit einem Löffel herausnehmen und würfeln.
3) Anschließend den Fetakäse zerkleinern und mit dem Frischkäse vermengen. Die Käsemischung mit dem Agavendicksaft, etwas Wasser und dem Senf gut vermengen und abschmecken.
4) Den Salat auf 2 Tellern anrichten, darauf die Avocado und die Granatapfelkerne verteilen. Die cremige Salatsauce darüber verteilen und mit etwas Balsamico beträufeln.

Tomaten-Melonen-Salat

Soviel Zeit muss sein: **10 Minuten**

Portionen: **1**

Schwierigkeit: **einfach**

Nährwerte p.P. 221 kcal | Kh 26,3 g | Eiweiß 4 | Fett 9,9 g

Zutaten

- 2 kleine Tomaten
- 1/2 Melone
- 1/2 Bund Minze
- 1/2 Bund Koriander
- 1/4 Gurke
- 1/4 Limette
- 2 EL Olivenöl
- 1/2 TL Honig
- Meersalz, Pfeffer

Zubereitung

1) Die Melone schälen, entkernen und in Würfel schneiden, die Tomaten und die Gurke waschen und kleinwürfelig schneiden. Die Minze und den Koriander waschen und beides grob hacken.
2) Die Limette auspressen, in einer Schüssel mit dem Honig und etwas Salz und Pfeffer zu einem Dressing vermengen.
3) Die Melone, die Gurke, die Tomaten und die Kräuter in einer Schüssel gut vermengen, das Dressing hinzufügen und anrichten.

Salat mit Lachs und Papaya

Soviel Zeit muss sein: **35 Minuten**

Portionen: **2**

Schwierigkeit: **mittel**

Nährwerte p.P. 661 kcal | Kh 35,0 g | Eiweiß 32,0 g | Fett 39,5 g

Zutaten

- 3 Möhren
- 1 großes Lachsfilet
- 1 Handvoll Koriander
- ½ Papaya
- ½ Limette
- 1/4 Chinakohl
- 80 g Erdnüsse geröstet
- 10 g Erdnussbutter
- 80 ml Kokosmilch
- 1 TL rote Currypaste
- Meersalz
- Kokosöl

Zubereitung

1) Zuerst den Koriander waschen und fein hacken, die Möhren schälen und in feine Streifen schneiden, den Kohl waschen und kleinschneiden, die Papaya schälen und ebenfalls in dünne Streifen schneiden. Am besten gelingt dies, wenn man das Gemüse erst mit einem Messer der Längs nach, von oben nach unten mit einem Messer mehrfach einschneidet und dann von oben nach unten mit dem Sparschäler abzieht.
2) Danach die Currypaste mit der Erdnussbutter und der Kokosmilch vermengen.
3) Anschließend im Wok das Kokosöl erhitzen und den Lachs für ca. 6-8 Minuten weichgaren, mit etwas Salz würzen.
4) Die Erdnüsse fein hacken.
5) In der Zwischenzeit das Gemüse mit dem Dressing vermengen. Am Ende den Fisch mit einer Gabel in Stücke teilen und mit dem Salat vermengen. Mit dem Koriander und den Erdnüssen bestreuen und mit etwas Limettensaft beträufeln.

Scharfer Putensalat mit Sojajoghurt

Soviel Zeit muss sein: **15 Minuten**

Portionen: **2**

Schwierigkeit: **einfach**

Nährwerte p.P. 341 kcal | Kh 13,8 g | Eiweiß 28,7 | Fett 18,4 g

Zutaten

- 200 g Putenbrust, gegart
- 150 g Sojajoghurt
- 80 g Rucola
- 40 g gewürfelte, rote Zwiebeln
- 6 Walnüsse
- 2 fein gehackte Medjool-Datteln
- 2 gehackte Thai-Chilis
- 1 EL Limettensaft
- 2 TL ital. Kräuter
- 1 TL Kurkuma
- Meersalz, Pfeffer

Zubereitung

1) Die Putenbrust in Würfel schneiden, die Zwiebel schälen und kleinschneiden, die Datteln entkernen und grob schneiden, die Chili waschen, putzen und fein hacken, den Rucola waschen.
2) In einer Schüssel den Sojajoghurt mit dem Limettensaft, den Kräutern und Gewürzen vermengen.
3) Dann die restlichen Zutaten beigeben und das Ganze auf einem Bett aus Rucola Blättern servieren.

Nudelsalat mit Pak-Choi, Serranoschinken und Pecorino

Soviel Zeit muss sein: **25 Minuten**

Portionen: **2**

Schwierigkeit: **einfach**

Nährwerte p.P. 498 kcal | Kh 45,4 g | Eiweiß 25,4 g | Fett 22 g

Zutaten

- 260 g gewürfelte Cherry-tomaten
- 120 g Buchweizennudeln
- 100 g Pak-Choi, in Streifen geschnitten
- 40 g Rucola
- 30 g geriebener Pecorino
- 20 g in dünne Ringe geschnittene, rote Zwiebeln
- 4 Scheiben Serrano-Schinken
- 2 EL gehackte Petersilie
- 2 EL natives Olivenöl
- 1 EL Apfelessig
- 2 TL Kapern

Zubereitung

1) Die Buchweizennudeln acht Minuten lang in Wasser garkochen, das Wasser abgießen und die Nudeln zur Seite stellen.
2) Währenddessen den Pak-Choi mit etwas Olivenöl ein paar Minuten andünsten und abkühlen lassen.
3) Dann den Pak-Choi, die Kapern, die Cherrytomaten, die roten Zwiebeln, die Petersilie, den Apfelessig und das Olivenöl in einer Schüssel vermengen. Dazu die gekochten Buchweizennudeln unterheben.
4) Nun den Serrano-Schinken in kleine Stücke zerteilen und unter den Nudelsalat heben.
5) Alles auf dem Rucola anrichten und mit dem Pecorino bestreut servieren.

Chicorée-Apfel-Salat

Soviel Zeit muss sein: **20 Minuten**

Portionen: **2**

Schwierigkeit: **einfach**

Nährwerte p.P. 208 kcal | Kh 27,4 g | Eiweiß 5,6 g | Fett 7,2 g

Zutaten

- 2 Chicorées
- 2 Äpfel
- 1 Handvoll Petersilie
- 1 Handvoll Walnüsse
- 100 g Joghurt
- 2 EL Zitronensaft
- 1 TL Agavendicksaft
- 1 TL Dijon-Senf
- Meersalz

Zubereitung

1) Zunächst den Chicorée waschen in 2 Hälften schneiden, den Strunk entfernen und in feine Streifen schneiden. Die Petersilie waschen und fein hacken, die Walnüsse ebenfalls klein hacken.
2) Nun die Äpfel waschen und in kleine Würfel schneiden.
3) Für das Dressing das Joghurt mit dem Senf, der Petersilie, dem Agavendicksaft und dem Zitronensaft vermengen. Mit Meersalz abschmecken.
4) Den Chicorée mit den Äpfeln und dem Dressing vermengen. Die Walnüsse darauf verteilen und anrichten.

Avocado-Tomaten-Salat

Soviel Zeit muss sein: **10 + 30 Minuten**

Portionen: **2**

Schwierigkeit: **einfach**

Nährwerte p.P. 327 kcal | Kh 18,5 g | Eiweiß 3,9 g | Fett 24,1 g

Zutaten

- 1 Avocado
- 1 Frühlingszwiebel
- 1 Knoblauchzehe
- 380 g Strauchtomaten
- 3 EL Balsamico
- 2 EL Olivenöl
- 1 TL Blütenhonig
- Salz und bunter Pfeffer

Zubereitung

1) Zunächst die Frühlingszwiebel waschen und den Knoblauch schälen. Die Frühlingszwiebel in feine Streifen schneiden und den Knoblauch fein hacken oder auspressen, die Tomaten waschen und in Scheiben schneiden.
2) Für das Dressing den Balsamico mit dem Blütenhonig vermengen und mit Salz und Pfeffer abschmecken. Zuletzt das Olivenöl dazugeben.
3) Nun die Avocado teilen, den Kern entfernen, das Fruchtfleisch von der Schale lösen und in grobe Würfel schneiden.
4) In einer Schüssel vorsichtig die Tomaten mit dem Knoblauch und den Frühlingszwiebeln vermengen und zuletzt das Dressing dazugeben.
5) Im Kühlschrank für eine halbe Stunde durchziehen lassen.

Radicchio- Dattel-Salat

Soviel Zeit muss sein: **20 Minuten**

Portionen: **2**

Schwierigkeit: **einfach**

Nährwerte p.P. 238 kcal | Kh 21,4 g | Eiweiß 5,2 g | Fett 13,8 g

Zutaten

- 6 Datteln
- 3 Scheiben Schinkenspeck
- 1 Radicchio
- ½ Orange
- 40 g Babyspinat
- 1 1/2 EL natives Olivenöl
- 1 TL Balsamicoessig
- 1/2 TL Ahornsirup
- Meersalz, Pfeffer

Zubereitung

1) Den Radicchio waschen, halbieren, den Strunk entfernen und in Streifen schneiden. Die Orange schälen und in einzelne Filets zerlegen. Dann den Babyspinat waschen und grob schneiden.
2) Den Balsamicoessig mit dem Ahornsirup vermischen und mit Meersalz und Pfeffer würzen.
3) Den Schinkenspeck halbieren und mit den Hälften jede Medjool-Dattel umwickeln. Alles mit Zahnstochern fixieren.
4) Eine Pfanne erhitzen und die Datteln ohne Zugabe von Öl einige Minuten anbraten.
5) Den Salat vermischen und die Orangenfilets dazu geben. Das Dressing hinzugeben,
6) Zuletzt den Salat auf Tellern verteilen und die Datteln obenauf platzieren.

Salat mit Rinderfiletstreifen

Soviel Zeit muss sein: **20 Minuten**

Portionen: **2**

Schwierigkeit: **einfach**

Nährwerte p.P. 374 kcal | Kh 3,1 g | Eiweiß 33,9 g | Fett 30,2 g

Zutaten

- 5 Kirschtomaten
- 2 Zweige Rosmarin
- 300 g Filetsteak
- 80 g Rucola
- 40 g Endivien
- 2 EL Rapsöl
- 1 TL Zitronensaft
- Meersalz & Pfeffer

Zubereitung

1) Eine beschichtete Pfanne stark erhitzen und darin die Steaks mit dem Rosmarin einem EL Rapsöl scharf anbraten, nach 3-4 Minuten wenden und nochmals ca. 4 Minuten (je nach Dicke) braten, mit Salz und Pfeffer würzen und für die selbe Zeit an einem warmen Ort lagern.
2) Währenddessen den Rucola und die Endivien waschen, die Tomaten waschen und halbieren, die Endivien grob schneiden.
3) Den Salat in einer großen Schüssel mit dem Zitronensaft sowie etwas Rapsöl vermengen und mit Salz und Pfeffer abschmecken, danach auf zwei Tellern verteilen.
4) Wenn das Steak fertig ist, in Streifen schneiden, darüber platzieren und noch eine Prise Salz darüberstreuen.

Tex-Mex-Thunfisch-Salat

Soviel Zeit muss sein: **20 Minuten**

Portionen: **2**

Schwierigkeit: **einfach**

Nährwerte p.P. 326 kcal | Kh 18,9 g | Eiweiß 26,8 g | Fett 15,8 g

Zutaten

- 10 Cocktailtomaten
- 2 Dosen Thunfisch
- 1 Schalotte
- 100 g weiße Bohnen, aus der Dose
- 100 g Mais, aus der Dose
- 2 EL Olivenöl
- 1 TL Zitronensaft
- 1 Handvoll Petersilie
- Meersalz & Pfeffer

Zubereitung

1) Den Thunfisch aus der Dose nehmen und abtropfen lassen, den Mais und die Bohnen abtropfen lassen, die Tomaten waschen und vierteln, die Petersilie waschen und kleinschneiden, die Schalotte schälen und grob schneiden.
2) In einer Schüssel den Zitronensaft mit etwas von dem Öl aus der Thunfischdose, 2 EL Olivenöl, Meersalz und Pfeffer zu einer Marinade vermengen.
3) In einer großen Schüssel alle Zutaten gut miteinander vermischen.

VORSPEISEN

Champignons mit Kräutern

Soviel Zeit muss sein: 20 Minuten

Portionen: **2**

Schwierigkeit: **einfach**

Nährwerte p.P. 65 kcal | Kh 13,7 g | Eiweiß 2,4 g | Fett 0,4 g

Zutaten

- 200 g Champignons
- 1 Knoblauchzehe
- 1 Handvoll Petersilie
- ½ Handvoll Schnittlauch
- 1 EL Zitronensaft
- Rapsöl
- Salz und Pfeffer

Zubereitung

1) Die Champignons putzen, waschen und die Stielenden entfernen. Den Knoblauch pellen und fein hacken. Den Schnittlauch und die Petersilie waschen, trocken tupfen und ebenfalls fein hacken.
2) Das Rapsöl so in eine große Pfanne füllen, dass der Pfannenboden damit bedeckt ist, und erhitzen. Die Pilze darin kurz braten. Den Knoblauch, den Zitronensaft sowie Pfeffer und Salz dazu geben und alles so lange braten, bis die Champignons gar sind und eine goldbraune Farbe haben.
3) Dann die Kräuter beifügen, die Pilze aus der Pfanne auf einen Teller geben, mit etwas Öl aus der Pfanne besprengen und servieren.

Blumenkohl auf indische Art

Soviel Zeit muss sein: **30 Minuten**

Portionen: **2**

Schwierigkeit: **einfach**

Nährwerte p.P. 129 kcal | Kh 10,8 g | Eiweiß 8,0 | Fett 3,8 g

Zutaten

- 1 Blumenkohl
- 1 Handvoll Koriander
- 2 EL Kokosöl
- 1 TL Kurkuma
- 1 TL Kreuzkümmel
- 1 TL Senfkörner
- 1 TL Koriandersamen
- Meersalz, Pfeffer

Zubereitung

1) Einen Topf mit Wasser zum Kochen bringen.
2) Währenddessen den Blumenkohl waschen und in Röschen teilen, den Koriander waschen und grob hacken.
3) Etwas Salz in den Topf geben und den Blumenkohl mit 1 TL Kurkuma bissfest garen und abtropfen lassen.
4) Die Koriandersamen zerdrücken, sonst platzen sie während dem braten.
5) Eine beschichtete Pfanne mit Kokosöl erhitzen und die Senfkörner mit den Koriandersamen und den Kreuzkümmel für ca. ½ Minute anrösten, dann die Röschen hinzugeben und unter Rühren braten, zuletzt den Koriander beimengen.
6) Mit Salz und Pfeffer abschmecken und servieren.

Gebratene Pastinaken

Soviel Zeit muss sein: **10 Minuten**

Portionen: **2**

Schwierigkeit: **einfach**

Nährwerte p.P. 208 kcal | Kh 38,7 g | Eiweiß 4,6 | Fett 1,8 g

Zutaten

- 8 Pastinaken
- 1 Limette
- 1 TL Chilipulver
- ein wenig Petersilie
- natives Olivenöl
- Meersalz, Pfeffer

Zubereitung

1) Die Pastinaken putzen, schälen und in Würfel schneiden. die Petersilie waschen und kleinhacken.
2) In einer Schale mit dem Chilipulver und dem Pfeffer vermischen.
3) Das Olivenöl in einer Pfanne erwärmen und die Pastinaken darin goldbraun rösten. Mit ein wenig Limettensaft beträufeln und mit der Petersilie bestreut servieren.

Spargel mit Schinken und Ei

Soviel Zeit muss sein: **20 Minuten**

Portionen: **2**

Schwierigkeit: **einfach**

Nährwerte p.P. 275 kcal | Kh 4,8 g | Eiweiß 19,1 g | Fett 19,2 g

Zutaten

- 2 Eier
- 1 Handvoll Schnittlauch
- 1/2 Bund grüner Spargel
- 80 g Putenschinken
- 1/2 Pckg. Sauce Hollandaise Light
- Meersalz, Pfeffer

Zubereitung

1) Zunächst die Eier für ca. 10 Minuten hart kochen.
2) In der Zwischenzeit den Spargel putzen und die unteren, holzigen Enden abschneiden.
3) Einen Topf erhitzen und den Spargel für ca. 10 Minuten weichkochen, den Putenschinken in kleine Würfel schneiden.
4) Wenn die Eier abgekühlt sind diese klein hacken. Den Schnittlauch waschen und in feine Röllchen schneiden.
5) Zum Anrichten zunächst den Spargel auf 2 Teller platzieren, danach etwas von der Sauce, den Schinken und die Eier darüber streuen. Mit Salz und Pfeffer würzen und mit dem Schnittlauch servieren.

Gebackene Portobello-Pilze mit Brokkoli

Soviel Zeit muss sein: **30 Minuten**

Portionen: **2**

Schwierigkeit: **einfach**

Nährwerte p.P. 238 kcal | Kh 25,6 g | Eiweiß 13,3 g | Fett 2,4 g

Zutaten

- 6 Portobello-Pilze
- 4 Scheiben Baguette
- 1 Brokkoli
- 1 kleine Knoblauchzehe
- 120 ml Wasser
- 30 ml Traubensaft, hell
- etwas Petersilie
- natives Olivenöl
- Salz, Pfeffer

Zubereitung

1) Den Brokkoli putzen, gut waschen und die Röschen vom Strunk lösen. Die Petersilie waschen und fein hacken. Die Riesenchampignons putzen, schälen und den Stiel entfernen.
2) Den Brokkolistrunk und die Knoblauchzehe schälen. Die Baguettescheiben in kleine Würfel schneiden.
3) Den geschälten Strunk kleinschneiden, den Knoblauch fein hacken und mit dem Baguette, der Petersilie, etwas Pfeffer und Salz und dem Olivenöl vermengen.
4) Die Füllung in die Pilze geben, alles auf ein feuerfestes Blech legen und mit Wasser und hellem Traubensaft aufgießen.
5) Ein wenig Olivenöl über die Pilze träufeln und etwas Salz darüber streuen. Im Ofen bei 180 ° C für etwa 15 Minuten garen, bis die Pilze von außen etwas gebräunt sind.

Topinambur-Sellerie-Püree mit Pesto

Soviel Zeit muss sein: **30 Minuten**

Portionen: **2**

Schwierigkeit: **mittel**

Nährwerte p.P. 435 kcal | Kh 9,8 g | Eiweiß 9,9 | Fett 36,7 g

Zutaten

- 1 große Tomate
- 1 Zimtstange
- 160 g Sellerieknolle
- 140 g Topinambur
- 200 ml Gemüsebrühe
- 20 g Pflanzenmargarine
- 1 Prise Muskatnuss
- ½ TL Anis
- Meersalz & Pfeffer

für das Pesto

- 30 g Sonnenblumenkerne
- 20 g Pinienkerne
- 1 Handvoll Petersilie
- 2 EL Leinöl
- Meersalz & Pfeffer

Zubereitung

1) Den Backofen auf 140 ° C vorheizen.
2) Die Tomate waschen und in Scheiben schneiden, die Petersilie waschen, Topinambur und Sellerie schälen und kleinschneiden.
3) Die Tomatenscheiben mit der 10 g Pflanzenmargarine, Anis, der Zimtstange sowie etwas Salz und Pfeffer für ca. 12 Minuten backen.
4) Währenddessen einen Topf mit der Gemüsebrühe zum Kochen bringen und darin das Gemüse für ca. 10 Minuten weichkochen
5) Danach abgießen, mit etwas von dem Sud, 10 g Margarine, Meersalz & Pfeffer sowie der Muskatnuss pürieren.
6) Nun alle Zutaten für das Pesto ebenfalls gut pürieren.
7) Auf einem Teller etwas von dem Püree verteilen, dann 2-3 Tomatenscheiben darauf platzieren und das Pesto darüber träufeln.

Zucchinischeiben mit Minze

Soviel Zeit muss sein: **15 Minuten**

Portionen: **2**

Schwierigkeit: **einfach**

Nährwerte p.P. 59 kcal | Kh 5,3 g | Eiweiß 3,4 g | Fett 2,5 g

Zutaten

- 2 kleine Knoblauchzehen
- 1 Zucchini
- ½ Handvoll Minzblätter
- 1 TL Limettensaft
- natives Olivenöl
- Salz, Pfeffer

Zubereitung

1) Die Zucchini waschen und in feine Scheiben schneiden. Den Knoblauch schälen und fein hacken, die Minze waschen und grob hacken.
2) Etwas Olivenöl in einer beschichteten Pfanne erhitzen und darin die Zucchinischeiben für etwa zwei bis drei Minuten andünsten. Den Knoblauch dazu geben, mit etwas Limettensaft ablöschen.
3) Mit Salz und Pfeffer würzen, mit der Minze bestreuen, vor dem Servieren etwas abkühlen lassen und mit etwas Olivenöl beträufeln.

Quinoa-Bratlinge

Soviel Zeit muss sein: **40 Minuten**

Portionen: **2**

Schwierigkeit: **mittel** 

Nährwerte p.P. 491 kcal | Kh 53,2 g | Eiweiß 23,1 g | Fett 18,8 g

Zutaten

- 2 Eier
- 2 Knoblauchzehen
- 1 große Schalotte
- 1 Handvoll Petersilie
- 1/2 grüne Paprika
- 100 g Quinoa
- 70 g Schafskäse
- 50 g Dinkelvollkornmehl
- 200 ml Wasser
- ½ TL Cayennepfeffer
- Rapsöl
- Meersalz & Pfeffer

Zubereitung

1) Zunächst die Quinoa mit Wasser abspülen.
2) Einen beschichteten Topf mit ca. 200 ml Wasser zum Kochen bringen und darin die Quinoa bei wenig Temperatur ca. eine Viertelstunde lang köcheln lassen, zur Seite zeihen und weitere 5 Minuten, bei geschlossenem Deckel quellen lassen.
3) Währenddessen die Schalotte und den Knoblauch schälen und fein hacken, die Petersilie waschen und fein hacken, die Paprika waschen, entkernen und kleinschneiden und den Feta zerbröseln.
4) Das Gemüse mit dem Feta, sowie allen restlichen Zutaten in eine Schüssel geben, sobald der Quinoa abgekühlt ist, ebenfalls beimengen und abschmecken, danach aus der Masse runde Bratlinge formen.
5) Eine beschichtete Pfanne mit etwas Rapsöl erhitzen und die Bratlinge auf jeder Seite goldbraun anbraten.

Zucchinipuffer mit Karotten

Soviel Zeit muss sein: **30 Minuten**

Portionen: **2**

Schwierigkeit: **einfach**

Nährwerte p.P. 215 kcal | Kh 29,0 g | Eiweiß 10,6 | Fett 4,6 g

Zutaten

- 2 Schalotten
- 1 Knoblauchzehe
- 1 Ei
- ½ Handvoll Petersilie
- 240 g Zucchini
- 220 g Karotten
- 30 g Paniermehl
- 20 g Dinkelflocken
- 20 g Dinkelvollkornmehl
- ½ TL Cayennepfeffer
- Rapsöl
- Meersalz & Pfeffer

Zubereitung

1) Die Schalotte und den Knoblauch schälen und kleinschneiden, die Karotten und die Zucchini schälen und raspeln, in ein Küchentuch legen und überschüssige Flüssigkeit soweit möglich ausdrücken.
2) In einer großen Schüssel die Karotten und Zucchini mit der Schalotte und dem Knoblauch und etwas Meersalz und Pfeffer vermengen, für 5 Minuten stehen lassen.
3) Danach die restlichen Zutaten beimengen, gut vermischen und aus der Masse Bratlinge formen.
4) Eine beschichtete Pfanne mit etwas Rapsöl erhitzen und mit zwei großen Esslöffeln jeweils einen großen Klecks der Masse verteilen, es sollten sich ca. vier Stück nebeneinander ausgehen, für 4-6 Minuten anbraten, zur Hälfte der Zeit einmal wenden.
5) Die Puffer herausnehmen und auf einer Küchenrolle etwas abtropfen lassen.

Artischocken mit Minze und Chili

Soviel Zeit muss sein: **10 Minuten**

Portionen: **2**

Schwierigkeit: **einfach**

Nährwerte p.P. 91 kcal | Kh 8,9 g | Eiweiß 2,2 g | Fett 4,2 g

Zutaten

- 1 Glas Artischocken
- 1 Knoblauchzehe
- 1 rote Chili
- 1 EL Zitronensaft
- ein paar Minzblätter
- natives Olivenöl
- Salz, Pfeffer

Zubereitung

1) Zunächst die Artischocken halbieren und etwas mit Küchenpapier abtrocknen lassen.
2) Den Knoblauch schälen und fein hacken, die Minze und die Chili waschen und fein hacken.
3) In einer beschichteten Pfanne etwas Olivenöl erhitzen und die Artischocken 2 – 3 Minuten andünsten. Knoblauch und Chili hinzufügen, mit etwas Zitronensaft ablöschen und mit der Minze bestreuen.
4) Mit Salz und Pfeffer würzen und etwas abkühlen lassen.

Räucherlachs mit Ricotta

Soviel Zeit muss sein: **20 Minuten**

Portionen: **2**

Schwierigkeit: **einfach**

Nährwerte p.P. 311 kcal | Kh 12,1 g | Eiweiß 23,4 g | Fett 19,2 g

Zutaten

- 2 Scheiben Dinkelbrot, getoastet
- 150 g in Scheiben geschnittener Räucherlachs
- 100 g Ricotta
- 40 g gewürfelte, rote Zwiebeln
- 20 g Babyspinat
- 1/2 Handvoll gehackte Petersilie
- 1 TL Zitronensaft
- Salz und Pfeffer

Zubereitung

1) Den Ricotta mit etwas Salz und Pfeffer, den roten Zwiebeln und der Petersilie in einem Rührgefäß gut verrühren.
2) Dann die fertige Masse auf das Brot streichen und mit dem Babyspinat und dem Räucherlachs toppen. Zum Schluss etwas Zitronensaft darüber träufeln und zu Tisch bringen.

Zucchini-Möhren-Kohlrabi-Gemüse

Soviel Zeit muss sein: **30 Minuten**

Portionen: **1**

Schwierigkeit: **einfach**

Nährwerte p.P. 120 kcal | Kh 12,7 g | Eiweiß 4,5 g | Fett 4,4 g

Zutaten

- 250 g Zucchini
- 120 g Möhren
- 70 g Kohlrabi
- 1 Handvoll Petersilie
- 1 kleine rote Zwiebel
- 2 EL heller Balsamico
- 1 EL natives Rapsöl
- etwas Salz und schwarzer Pfeffer

Zubereitung

1) Die Zucchini waschen und in 0,5 cm dicke Scheiben schneiden. Auf einen Teller legen, salzen und abgedeckt stehen lassen, um Wasser zu entziehen.
2) Die rote Zwiebel häuten und in feine Würfel hacken. Den Kohlrabi waschen, schälen und in dünne Streifen schneiden. Die Möhren waschen, schälen und würfeln.
3) Die Petersilie waschen, trocken tupfen, die Blätter abzupfen und kleinhacken. Die Zucchinischeiben mit kaltem Wasser abwaschen und ausdrücken.
4) Das Rapsöl in einem Topf erwärmen. Die Zwiebel und die Kohlrabistreifen darin andünsten. Die Möhrenwürfel, die Zucchinischeiben, den Balsamicoessig und die Petersilie hinzufügen und abgedeckt für etwa 10 Minuten, bei niedriger Hitze, köcheln.
5) Mit Pfeffer und Salz abschmecken, mit etwas Petersilie garnieren und servieren.

Spargel mit Pesto

Soviel Zeit muss sein: **20 Minuten**

Portionen: **2**

Schwierigkeit: **einfach**

Nährwerte p.P. 318 kcal | Kh 34,9 g | Eiweiß 13,8 | Fett 16,5 g

Zutaten

- 400 g weißer Spargel
- 2 mittelgroße Kartoffeln
- 2 Scheiben Frühstücksspeck
- 2 Spritzer Zitronensaft
- etwas Pesto
- Meersalz

Zubereitung

1) Den Spargel schälen, waschen und die holzigen Enden entfernen, die Kartoffeln schälen und in Würfel schneiden.
2) Einen Topf mit reichlich Wasser und Salz erwärmen und etwas Salz und Zitronensaft hinzufügen. Den Spargel darin bissfest kochen.
3) In der Zwischenzeit einen zweiten kleinen Topf erhitzen und darin die Kartoffeln in etwas Salzwasser weichgaren.
4) Den Spargel mit den Kartoffelstücken auf einem Teller anrichten und den Speck dazu legen. Mit dem Pesto beträufeln und zu Tisch bringen.

Schlangenbohnen mit Tomaten

Soviel Zeit muss sein: **30 Minuten**

Portionen: **2**

Schwierigkeit: **einfach**

Nährwerte p.P. 79 kcal | Kh 7,4 g | Eiweiß 2,9 g | Fett 4,1 g

Zutaten

- 250 g Schlangenbohnen
- 12 Kirschtomaten
- 1 Frühlingszwiebel
- 1 TL Agavendicksaft
- 200 ml Wasser
- natives Olivenöl
- Salz, Pfeffer

Zubereitung

1) Die Frühlingszwiebel kleinhacken, die Kirschtomaten waschen und würfeln, die Schlangenbohnen waschen.
2) Anschließend die Frühlingszwiebel in einer großen, beschichteten Pfanne andünsten und die Tomatenstücke beifügen.
3) Mit Salz und Pfeffer würzen, den Ahornsirup und die Schlangenbohnen dazu geben und alles für ca. 20 Minuten, bei wenig Temperatur, leicht köcheln lassen, nach 5 Minuten noch etwas Wasser hinzugeben.

Wirsing-Grünkohl-Cremegemüse

Soviel Zeit muss sein: **20 Minuten**

Portionen: **2**

Schwierigkeit: **einfach**

Nährwerte p.P. 164 kcal | Kh 9,6 g | Eiweiß 9,3 | Fett 7,6 g

Zutaten

- 280 g Wirsing
- 240 g Grünkohl
- 1 kleine, rote Zwiebel
- 4 EL Hafercreme
- 1 EL Olivenöl
- 1 EL Kren
- 1 TL Zitronensaft
- 1 Msp. Muskat, gemahlen
- schwarzer Pfeffer, Meersalz

Zubereitung

1) Zunächst den Grünkohl und den Wirsing waschen, die Blattrippen entfernen und grob schneiden, die Zwiebel schälen und fein hacken, den frischen Kren reiben.
2) Einen Topf aufsetzen und das Gemüse für ca. 8 Minuten blanchieren.
3) Währenddessen eine Pfanne mit etwas Olivenöl erhitzen und die Zwiebel darin andünsten. Die Hafercreme hinzugeben und mit etwas Salz, Pfeffer, 1 TL Zitronensaft sowie etwas Muskatnuss abschmecken.
4) Nun das Gemüse hinzugeben sowie den Kren darüber verteilen und anrichten.

SUPPEN

Tomaten-Orangen-Suppe

Soviel Zeit muss sein: **30 Minuten**

Portionen: **2**

Schwierigkeit: **einfach**

Nährwerte p.P. 296 kcal | Kh 17,8 g | Eiweiß 3,6 g | Fett 24 g

Zutaten

- 200 g Tomaten
- 1 Frühlingszwiebel
- 1 Knoblauchzehe
- 1/2 Avocado
- 250 ml Gemüsebrühe
- 40 ml Orangensaft
- 2 EL Rapsöl
- 1 EL Tomatenmark
- 1 EL Zitronensaft
- Cayennepfeffer
- Meersalz, Pfeffer

Zubereitung

1) Die Frühlingszwiebel und die Tomaten waschen, den Knoblauch schälen und die Tomaten grob schneiden.
2) Anschließend den Lauchzwiebel in feine Scheiben schneiden und eine Handvoll zur Seite legen, die Tomaten grob würfeln und den Knoblauch fein schneiden.
3) Nun einen großen beschichteten Topf erhitzen und die Lauchzwiebel mit dem Knoblauch andünsten, Tomatenmark hinzufügen, danach die Tomaten und mit der Gemüsebrühe aufgießen und für eine Vierteilstunde leicht köcheln lassen.
4) Nun den Orangensaft hinzufügen, mit Salz, Pfeffer und dem Cayennepfeffer abschmecken und pürieren.
5) Die Avocado schälen, teilen und den Kern entfernen, blättrig schneiden und mit dem Zitronensaft beträufeln.
6) Die Suppe in die Schüsseln leeren, die Avocadoscheiben mittig darauf platzieren und mit etwas Frühlingszwiebel garnieren.

Brokkoli-Kichererbsen-Suppe

Soviel Zeit muss sein: **40 Minuten**

Portionen: **2**

Schwierigkeit: **mittel**

Nährwerte p.P. 298 kcal | Kh 17,7 g | Eiweiß 13,3 | Fett 17,6 g

Zutaten

- 1 kleine Zwiebel
- 1 Knoblauchzehe
- 1/2 Dose Kichererbsen
- 250 g Brokkoli
- 30 g Parmesan
- 1 EL Gemüsebrühe
- etwas Kresse
- Olivenöl, nativ
- Wasser
- Salz, Pfeffer

Zubereitung

1) Zunächst die Kichererbsen mit Wasser spülen und abtropfen lassen. Den Brokkoli säubern und in Röschen zerteilen. Den Strunk schälen und in kleine Würfel schneiden. Die Zwiebel und den Knoblauch schälen und ebenfalls in kleine Würfel schneiden.
2) Den Backofen auf eine Temperatur von 200 ° C vorheizen.
3) Die Zwiebel, den Knoblauch und den Strunk vom Brokkoli in etwas Olivenöl andünsten. Die Röschen, die Hälfte der Kichererbsen, 1/2 Liter Wasser und die Brühe hinzufügen und aufkochen, dann für ca. 12 Minuten köcheln lassen.
4) Den Pecorino oder Parmesan reiben und mit dem Rest der Kichererbsen, Salz, Pfeffer und zwei Esslöffel Öl vermischen. Auf einem Blech im Ofen für acht Minuten backen.
5) Die Suppe mit einem Zauberstab pürieren und mit Salz und Pfeffer abschmecken. Zusammen mit den Kichererbsen anrichten. Die Kresse abschneiden und darüberstreuen.

Orientalische Blumenkohlsuppe

Soviel Zeit muss sein: **30 Minuten**

Portionen: **2**

Schwierigkeit: **einfach**

Nährwerte p.P. 250 kcal | Kh 9,3g | Eiweiß 11,9 g | Fett 16,2 g

Zutaten

- 1/2 Blumenkohl
- 25 g geröstete Mandelblättchen
- 500 ml Hühnerbrühe
- 1 EL Harissa-Paste
- 1 EL Olivenöl
- 1 Msp. Zimt, gemahlen
- 1 Msp. Kreuzkümmel
- 1 Msp. Koriander, gemahlen

Zubereitung

1) Zunächst den Blumenkohl waschen und in kleine Röschen schneiden.
2) In einer Pfanne das Olivenöl, den gemahlenen Zimt, den Kreuzkümmel, den Koriander und die Harissa-Paste für ca. 2 Minuten anbraten.
3) Danach den Blumenkohl, die Brühe und den Großteil der Mandeln hinzufügen. Zugedeckt rund 20 Minuten kochen lassen, bis der Blumenkohl weich ist.
4) Die Suppe fein pürieren, auf zwei Schüsseln verteilen und mit einem zusätzlichen Spritzer Harissa und den restlichen Mandeln servieren.

Buchweizen-Gemüsesuppe

Soviel Zeit muss sein: **20 Minuten**

Portionen: **1**

Schwierigkeit: **einfach**

Nährwerte p.P. 208 kcal | Kh 23,2 g | Eiweiß 4,8 | Fett 8,6 g

Zutaten

- 1 Karotte
- 1 kleines Stück Sellerie
- 1 Handvoll Petersilie
- 1/2 Stange Lauch
- 1/4 Zwiebel
- 40 g Buchweizen
- 250 ml Gemüsebrühe
- 1 EL ital. Kräuter
- 1 Spritzer Olivenöl
- Meersalz und Pfeffer

Zubereitung

1) Zunächst das Gemüse, sowie die Petersilie waschen, die Zwiebel und die Karotte schälen und das Gemüse klein würfeln, die Petersilie fein hacken.
2) Einen Topf mit der Gemüsebrühe aufsetzen und die Gemüsebrühe erhitzen, sobald es zu kochen beginnt den Buchweizen hinzufügen und ca. 10 Minuten in der Suppe kochen.
3) Nun das Gemüse in die Suppe geben und ein paar Minuten köcheln lassen.
4) Die Kräuter nach Belieben, einen Spritzer Olivenöl, sowie die frische Petersilie hinzufügen, abschmecken und anrichten.

MITTAGESSEN

Zucchini-Spaghetti mit Fleischbällchen

Soviel Zeit muss sein: **30 Minuten**

Portionen: **2**

Schwierigkeit: **mittel**

Nährwerte p.P. 310 kcal | Kh 17,0 g | Eiweiß 30,2 | Fett 13,5 g

Zutaten

- 3 Zucchini
- 2 Knoblauchzehen
- 300 g Tomatensauce
- 300 g mageres Rinder-hackfleisch
- 30 g Haferflocken
- 1 Ei
- 1 EL ital. Kräuter
- Meersalz
- schwarzer Pfeffer, frisch gemahlen

Zubereitung

1) Zunächst die Zucchini waschen und mit einem Zoodle-Schneider oder einem Julienne-Schneider in Spaghetti schneiden, die Knoblauchzehen schälen und fein hacken.
2) Eine beschichtete Pfanne vorheizen, etwas Olivenöl und die Knoblauchzehen hinzufügen und die Zucchini-Spaghetti für einige Minuten andünsten, bis sie weich werden.
3) Währenddessen die Haferflocken mit einem Mixer kurz mixen, das Hackfleisch, das Ei, die Haferflocken, etwas Salz und schwarzen Pfeffer in eine Schüssel geben und gut vermengen, aus der Masse Fleischbällchen formen.
4) Eine Pfanne mit etwas Olivenöl erhitzen und darin die Fleischbällchen für 5-6 Minuten braten.
5) In einem kleinen Topf die Tomatensauce erwärmen und mit den Kräutern, sowie etwas Salz und Pfeffer abschmecken.
6) Die Zucchini-Spaghetti, die Tomatensauce und die Fleischbällchen auf einem Teller platzieren und genießen.

Grünes Thai-Curry

Soviel Zeit muss sein: **25 Minuten**

Portionen: **2**

Schwierigkeit: **einfach**

Nährwerte p.P. 402 kcal | Kh 13,3 g | Eiweiß 39,6 g | Fett 20,2 g

Zutaten

- 4 Thai-Auberginen, groß
- 2 grüne Thai-Chilis
- 1 Handvoll Koriander
- 1/2 Dose Kokosmilch
- 300 g Hühnerbrustfilet
- 2 EL grüne Currypaste
- 2 EL Fischsauce
- 2 EL Wasser
- 1 TL Limettensaft

Zubereitung

1) Zunächst die Auberginen waschen und vierteln, die grünen Chilis waschen und schräg schneiden, das Hühnerfilet waschen und in Würfel schneiden, den Koriander waschen und fein hacken.
2) Danach die Currypaste in einer Schüssel mit etwas Wasser verdünnen.
3) Nun einen Wok erhitzen und die Currypaste mit dem Fleisch ein paar Minuten andünsten, danach die Thai Auberginen und die Fischsauce hinzufügen und mit der Kokosmilch aufgießen.
4) Für ca. 5-6 Minuten kochen, bis das Fleisch gar ist.
5) Mit Fischsauce und dem Limettensaft abschmecken, auf Teller verteilen und mit Koriander bestreuen.

Dazu passt gedämpfter Jasminreis.

Thunfisch mit Sesamkruste und Brokkoli

Soviel Zeit muss sein: **30 Minuten**

Portionen: **2**

Schwierigkeit: **einfach**

Nährwerte p.P. 315 kcal | Kh 9,1 g | Eiweiß 45,2 g | Fett 14 g

Zutaten

- 2 Thunfischsteaks, je 150 g
- 1 Brokkoli
- 4 EL Olivenöl
- 2 EL Sojasauce
- 1 EL Honig
- 1 TL Ingwer, getrocknet
- 1/2 TL Koriander, gemahlen
- Sesamsamen
- Pfeffer, frisch gemahlen

Zubereitung

1) In einer Schüssel den Honig mit 3 EL Olivenöl, der Sojasauce, dem Koriander, etwas Pfeffer und dem Ingwer vermengen.
2) Die Thunfischsteaks in der Marinade für ca. 30 Minuten im Kühlschrank ziehen lassen, die Steaks sollten vollständig bedeckt sein.
3) Währenddessen den Brokkoli waschen in Röschen teilen und für ca. 6 Minuten bissfest kochen.
4) Nun den Thunfisch aus dem Kühlschrank nehmen und von allen Seiten mit den Sesamkörnern bedecken.
5) In einer beschichteten Pfanne mit etwas Olivenöl die Thunfischsteaks auf jeder Seite ca. 1,5-2 Minuten braten, gemeinsam mit dem Brokkoli servieren.

Linsen-Dal

Soviel Zeit muss sein: **30 Minuten**

Portionen: **2**

Schwierigkeit: **einfach**

Nährwerte p.P. 573 kcal | Kh 65,1 g | Eiweiß 25,4 | Fett 21,0 g

Zutaten

- 2 Karotten
- 1 rote Paprika
- 1 weiße Zwiebel
- 1 Knoblauchzehe
- 1 Handvoll Koriander
- 150 g rote Linsen
- 300 ml Gemüsebrühe
- 180 ml Kokosmilch
- 1 EL gelbe Currypaste
- 1 TL Kurkuma
- 1/2 TL Kreuzkümmel
- etwas Kokosöl
- Meersalz, Pfeffer

Zubereitung

1) Die Karotten schälen und kleinschneiden, die Paprika waschen, entkernen und kleinschneiden, die Zwiebel und den Knoblauch schälen und kleinschneiden, den Koriander wachen und grob hacken, die Linsen abspülen und für ca. 15 Minuten einweichen.
2) Eine beschichtete Pfanne mit etwas Kokosöl erhitzen und darin die Zwiebel und den Knoblauch kurz anrösten, danach die Paprika und die Karotten hinzufügen.
3) Nun die Currypaste, die Gewürze, und die Linsen beimengen und mit der Gemüsebrühe aufgießen. In etwa 10 Minuten leicht köcheln lassen, dann die Kokosmilch hinzufügen.
4) Für ca. 15 Minuten leicht köcheln lassen, bis die Linsen gar sind und das Dal eine cremige Konsistenz hat. Mit Meersalz und Pfeffer abschmecken.
5) Vor dem Servieren mit dem Koriander bestreuen und mit einer Beilage nach Wahl servieren.

Blumenkohl-Erbsen-Curry

Soviel Zeit muss sein: **30 Minuten**

Portionen: **2**

Schwierigkeit: **einfach**

Nährwerte p.P. 340 kcal | Kh 45,2 g | Eiweiß 18,7 | Fett 5,2 g

Zutaten

- 400 g Dosentomaten, gewürfelt
- 200 g TK-Erbsen
- 150 g Blumenkohl, gehackt
- 100 g Grünkohl, grob geschnitten
- 100 g Basmatireis, gekocht
- 1 Knoblauchzehe, gehackt
- 1 Tomate, klein geschnitten
- 1/2 rote Zwiebel, gehackt
- 1/4 daumengroßes Stück Ingwer, gehackt
- 1 Thai Chili, geputzt und gehackt
- 1/2 Handvoll Koriander, gehackt
- 140 ml Gemüsebrühe
- 1/2 EL Kokosöl
- 1 TL Currypulver
- 1 TL Cumin

Zubereitung

1) Den Reis nach Packungsangabe kochen.
2) Zunächst das Gemüse waschen, schälen und vorbereiten.
3) Danach in einem großen beschichteten Topf den Ingwer, die Chili, die Zwiebeln und den Knoblauch mit dem Kokosöl ein paar Minuten andünsten, dann die Gewürze hinzufügen.
4) Für eine weitere Minute dünsten und anschließend mit den Tomaten und der Gemüsebrühe aufgießen.
5) Nun das Gemüse in das Curry geben und weitere 10 Minuten leicht köcheln lassen. Gemeinsam mit dem Reis anrichten.

Kabeljau mit Mangold

Soviel Zeit muss sein: **30 Minuten**

Portionen: **1**

Schwierigkeit: **einfach**

Nährwerte p.P. 251 kcal | Kh 7,1 g | Eiweiß 28,3 g | Fett 11,5 g

Zutaten

- 2 Walnüsse
- 1/2 daumengroßes Stück Ingwer
- 150 g Kabeljaufilet
- 125 g Mangold
- 1 EL natives Rapsöl
- 1 EL Limettensaft
- 1 EL Cranberries
- etwas Salz und schwarzer Pfeffer

Zubereitung

1) Den Kabeljau waschen, trocken tupfen, halbieren und pfeffern. Einen halben EL Rapsöl in einer Pfanne bei mittlerer Hitze erwärmen. Die Seelachsstücke hineingeben und so lange braten, bis sie eine schöne goldbraune Farbe haben.
2) Währenddessen den Mangold verlesen, waschen und abtropfen lassen. Das Ingwerstück schälen und kleinhacken. Die Walnüsse ebenfalls zerkleinern.
3) Das übrige Rapsöl in einen mittelgroßen Topf geben und erhitzen. Den Ingwer und die Walnüsse darin sanft anbraten und den Mangold beimengen. Alles für ein bis zwei Minuten abgedeckt dämpfen lassen, bis der Mangold zusammenfällt.
4) Dann den Mangold mit Limettensaft abschmecken, salzen und pfeffern. Auf einen Teller geben und den Kabeljau darauflegen. Mit einigen Cranberries garniert servieren.

Buchweizen-Bratlinge mit Joghurt-Dip

Soviel Zeit muss sein: **35 Minuten**

Portionen: **2**

Schwierigkeit: **einfach**

Nährwerte p.P. 416 kcal | Kh 32,9 g | Eiweiß 19,2 | Fett 22,4 g

Zutaten

- 2 Karotten
- 2 Stangen Staudensellerie
- 2 Eigelb
- 1 rote Zwiebel
- 1 Handvoll Petersilie
- 280 g Magerjoghurt
- 100 g Buchweizen
- 3 EL Olivenöl
- 2 EL Zitronensaft
- 400 ml Gemüsebrühe
- Meersalz & Pfeffer

Zubereitung

1) Die Karotten schälen, den Staudensellerie waschen und beides fein raspeln. Die Zwiebel schälen und fein schneiden, den Buchweizen waschen.
2) Nun eine beschichtete Pfanne erhitzen und das Gemüse mit 1 EL Olivenöl anbraten. Den Buchweizen hinzufügen und mit der Gemüsebrühe ablöschen.
3) Für ca. 8-10 Minuten leicht köcheln lassen, zuletzt das Ei hineinschlagen.
4) Ein großes Schneidbrett mit etwas Olivenöl benetzen und die Masse darauf glattstreichen.
5) Während sie abkühlt, die Petersilie waschen und fein hacken, mit dem Joghurt, dem Zitronensaft, sowie etwas Meersalz und Pfeffer verrühren.
6) Die Masse zu Bratlingen formen, eine Pfanne mit Olivenöl erhitzen und darin die Bratlinge für ca. 5 bis 6 Minuten anbraten, zur Hälfte der Zeit wenden.
7) Mit dem Joghurt zu Tisch bringen.

Rinderfiletstreifen mit Paprika und Champignons

Soviel Zeit muss sein: **30 Minuten**

Portionen: **3**

Schwierigkeit: **einfach**

Nährwerte p.P. 294 kcal | Kh 10,1 g | Eiweiß 35,8 | Fett 11,9 g

Zutaten

- 1 Zwiebel
- 1 roter Paprika
- 1 oranger Paprika
- 380 g Rinderfiletsteak
- 250 g Champignons
- 150 g Cocktailtomaten
- 20 g Sesam
- Meersalz, Pfeffer

für die Marinade

- 2 EL Olivenöl
- 1 TL Senf
- 1 TL Sojasauce
- 1 TL Ingwerpulver
- 1 TL Worcestershire-Sauce
- ½ TL Cayennepfeffer
- 1 Prise schwarzer Pfeffer

Zubereitung

1) Für die Marinade alle Zutaten in einer Schüssel vermengen.
2) Das Rindfleisch in Streifen schneiden und für ein paar Minuten in der Marinade ziehen lassen.
3) Währenddessen die Zwiebel schälen und in Streifen schneiden, die Paprika waschen, entkernen und in Streifen schneiden, die Champignons und die Tomaten waschen und halbieren.
4) Nun eine beschichtete Pfanne erhitzen und die Zwiebel mit den Paprikastreifen anbraten.
5) Nach ca. 3-4 Minuten die Champignons hinzufügen, danach die Tomaten beimengen und etwas würzen.
6) In einer weiteren Pfanne die Steakstreifen und die Marinade zusammen mit den Sesamkörnern ca. 2-3 Minuten scharf anbraten und gemeinsam mit dem Gemüse anrichten.

Wok-Gemüsepfanne

Soviel Zeit muss sein: **20 Minuten**

Portionen: **2**

Schwierigkeit: **einfach**

Nährwerte p.P. 193 kcal | Kh 22,4 g | Eiweiß 9,7 | Fett 4,9 g

Zutaten

- 6 Champignons
- 1 rote Paprika
- 1 Knoblauchzehe
- 1 Karotte
- 120 g Brokkoli
- 100 g Zuckerschoten
- 100 g Babymais
- 2 EL Wasser
- 2 EL Austernsauce
- 1 EL Sesamöl
- 1 EL Sojasauce
- 1 TL brauner Zucker
- schwarzer Pfeffer

Zubereitung

1) Zunächst das Gemüse waschen, die Karotten in Scheiben schneiden, den Babymais der Längs nach halbieren, den Knoblauch schälen und fein hacken, den Brokkoli in kleine Röschen zerteilen, die Zuckerschoten schräg halbieren, den Paprika waschen, entkernen und in Streifen schneiden und die Champignons in Scheiben schneiden.
2) Anschließend die Sojasauce mit der Austernsauce, dem Wasser, etwas Pfeffer und dem Zucker in einer Schüssel gut vermengen.
3) Einen Wok mit dem Sesamöl auf hohe Temperatur erhitzen und zuerst die Karotten für 1-2 Minuten anbraten.
4) Danach den Brokkoli, die Zuckerschoten und den Babymais hinzufügen und alles für 1-2 Minuten anbraten, dabei stetig umrühren.
5) Die Champignons, den Paprika und die Sauce hinzufügen und alles noch für ein paar Minuten dünsten, bis das Gemüse weich ist. Dazu passt Vollkornreis.

Fischauflauf

Soviel Zeit muss sein: **50 Minuten**

Portionen: **3**

Schwierigkeit: **einfach**

Nährwerte p.P. 233 kcal | Kh 5.8 g | Eiweiß 29,1 | Fett 10,5 g

Zutaten

- 3 Eiweiß & 2 Eier (M)
- 1 Lauch
- 260 g Kabeljau
- 150 g Ricotta
- 120 g Tomaten
- 100 g Spinat
- 100 g Lachs
- Olivenöl
- Meersalz & Pfeffer

Zubereitung

1) Zunächst den Backofen auf 180 ° C vorheizen.
2) Den Spinat waschen und in einer beschichteten Pfanne mit etwas Olivenöl einige Minuten anbraten.
3) Währenddessen den Lachs und Kabeljau waschen und in Stücke schneiden, den Lauch und die Tomaten waschen und schneiden.
4) Die 2 Eier und 3 Eiweiße mit der 150 g Ricotta verquirlen.
5) Danach das Gemüse mit der Eimischung vermengen, zuletzt den Fisch beimengen.
6) Mit Meersalz und frischem schwarzem Pfeffer, bzw. Gewürzen nach Belieben, würzen und nochmal alles gut miteinander vermengen und in eine mit etwas Olivenöl befette Auflaufform geben.
7) Für ca. 40 Minuten backen.

Beefsteak mit Süßkartoffeln und Pilzen

Soviel Zeit muss sein: **30 Minuten**

Portionen: **2**

Schwierigkeit: **einfach**

Nährwerte p.P. 314,8 kcal | Kh 31,9 g | Eiweiß 38 g | Fett 4,4 g

Zutaten

- 300 g Rindersteak
- 300 g Süßkartoffeln
- 140 g Champignons
- 60 g Frühlingszwiebeln
- 1 Handvoll frisches Basilikum
- 80 ml Sauerrahm
- Rapsöl
- Meersalz, Pfeffer

Zubereitung

1) Die Süßkartoffeln schälen und kleinschneiden, das Basilikum waschen und grob hacken, die Frühlingszwiebeln waschen und in Röllchen schneiden, die Champignons waschen und in Scheiben schneiden.
2) Einen großen Topf mit Salzwasser, bei mittlerer Hitze, zum Kochen bringen, die geschnittenen Süßkartoffeln ins Wasser geben und die Hitze senken, für ca. 15 Minuten köcheln lassen.
3) Abtropfen lassen, in den Topf zurückgeben und zerstampfen.
4) Den Sauerrahm, das Basilikum und die gehackten Frühlingszwiebeln hinzufügen und mit etwas Salz und Pfeffer abschmecken.
5) Eine Grillpfanne mit etwas Rapsöl stark erhitzen und die Steaks, je nach Garpunkt, ca. 3-4 Minuten auf jeder Seite anbraten, danach für dieselbe Bratzeit an einem warmen Ort ruhen lassen.
6) Währenddessen die Champignons in die heiße Pfanne geben, würzen und für ca. 5 Minuten braten.

Gemüsepfanne mit Buchweizen und Hirse

Soviel Zeit muss sein: **35 Minuten**

Portionen: **2**

Schwierigkeit: **einfach**

Nährwerte p.P. 346 kcal | Kh 43,6 g | Eiweiß 12,1 | Fett 9,8 g

Zutaten

- 2 Möhren
- 1 Zwiebel
- 1 Knoblauchzehe
- 1/2 Zucchini
- 1 Paprika
- 400 g Dosentomaten, gewürfelt
- 80 g Grünkohl
- 50 g Buchweizen
- 50 g Hirse
- 1 EL natives Olivenöl
- 1/2 EL rote Currypaste
- 2 TL Gemüsebrühe
- Wasser
- Salz, Pfeffer

Zubereitung

1) Den Buchweizen und die Hirse in einem Sieb mit Wasser waschen.
2) Anschließend beides in Wasser eine Viertelstunde kochen, eine Prise Salz hinzufügen. Einmal aufkochen, dann bei kleiner Hitze köcheln lassen.
3) Die Möhren, die Paprika und die Zucchini waschen und klein schneiden, die Zwiebel und den Knoblauch schälen. Die Zwiebel klein schneiden und den Knoblauch auspressen.
4) Olivenöl in einer Pfanne erhitzen, die Zwiebel und den Knoblauch darin kurz anbraten. Nun das restliche Gemüse hinzufügen und alles mit etwas Wasser für etwa zehn Minuten weich dünsten.
5) Die Currypaste, die Tomaten und das Gemüsebrühe-Pulver hinzufügen. Zuletzt die gekochte Hirse und den Buchweizen unterrühren. Mit Salz und Pfeffer würzen.

Asiatisches Huhn

Soviel Zeit muss sein: **25 Minuten**

Portionen: **2**

Schwierigkeit: **einfach**

Nährwerte p.P. 282 kcal | Kh 13,3 g | Eiweiß 36,4 | Fett 8,5 g

Zutaten

- 240 g Hühnerbrustfilet
- 120 g Vollkorn-Reis
- 80 g Brokkoli
- 2 Knoblauchzehen
- 2 kleine Tomate
- 1 rote Zwiebel
- 1 gelbe Paprika
- 100 ml Hühnerbrühe
- 2 EL Sojasauce
- 1 EL Teriyaki-Sauce
- 1 EL Sesamöl

Zubereitung

1) Den Reis waschen und nach Packungsanweisung kochen.
2) Das Filet waschen, trocken tupfen und in Würfel schneiden, den Knoblauch und die Zwiebel schälen und fein hacken, die Tomate abwaschen, den Stielansatz entfernen und würfelig schneiden. Die Paprika waschen, entkernen und in Würfel schneiden, den Brokkoli waschen und in kleine Röschen zerteilen.
3) In einer beschichteten Pfanne etwas Sesamöl erhitzen und die Zwiebel mit dem Knoblauch glasig andünsten, danach das Fleisch dazugeben und anbraten.
4) Als Nächstes das Gemüse, die Teriyaki-Sauce, sowie die Sojasauce hinzugeben.
5) Mit der Hühnerbrühe aufgießen und für ca. 15 Minuten weichdünsten. Gemeinsam mit dem Reis servieren.

Hackfleisch-Buchweizen-Pfanne

Soviel Zeit muss sein: **20 Minuten**

Portionen: **2**

Schwierigkeit: **einfach**

Nährwerte p.P. 412 kcal | Kh 31,2 g | Eiweiß 26,2 | Fett 19,1 g

Zutaten

- 2 große Tomaten
- 1 Karotte
- 1 kleine Zwiebel
- 1 Handvoll Petersilie
- 200 g Rinderhack
- 160 g Buchweizen
- 400 ml Gemüsebrühe
- 2 EL Sojasauce, hell
- 1 EL Olivenöl
- etwas Chilipulver
- Meersalz, Pfeffer

Zubereitung

1) Die Tomaten waschen, den Stielansatz entfernen und klein schneiden, die Zwiebel schälen und fein hacken, die Karotte schälen und in kleine Würfel schneiden, die Petersilie waschen und fein hacken.
2) Einen großen Topf aufsetzen und etwas Olivenöl darin erhitzen. Den Buchweizen für 2-3 Minuten anbraten und mit der Gemüsebrühe ablöschen, für ca. 20 Minuten leicht köcheln lassen.
3) Eine beschichtete Pfanne mit etwas Olivenöl erhitzen und die Zwiebel darin andünsten, danach die Karotte und das Rinderhack hinzugeben. Zuletzt die Tomatenwürfel beimengen und mit der Sojasauce abschmecken.
4) Wenn der Buchweizen fertig ist in die Pfanne zu dem Fleisch geben, nochmals mit etwas Salz und Pfeffer abschmecken, auf Teller verteilen und mit der Petersilie und dem Chilipulver bestreut servieren.

Spaghetti mit Thunfisch

Soviel Zeit muss sein: **25 Minuten**

Portionen: **2**

Schwierigkeit: **einfach**

Nährwerte p.P. 524 kcal | Kh 58 g | Eiweiß 49,5 | Fett 7,9 g

Zutaten

- 300 g Thunfisch, aus der Dose
- 150 g Buchweizen-Spaghetti
- 60 g Stangensellerie
- 60 g Grünkohl, ohne dicke Blattrippen
- 60 g Zwiebeln
- 2 Knoblauchzehen
- 200 ml Gemüsebrühe
- 2 EL Petersilie
- 1 EL Basilikum
- 2 TL natives Olivenöl
- 2 TL Kapern

Zubereitung

1) Die Buchweizen-Spaghetti circa acht Minuten garkochen.
2) Gleichzeitig den grob gehackten Grünkohl, den fein geschnittenen Sellerie, die in Ringe geschnittenen Zwiebeln, den fein gehackten Knoblauch und das grob gehackte Basilikum für drei bis vier Minuten in Olivenöl bei niedriger bis mittlerer Hitze dünsten, bis alles gar ist.
3) Die Gemüsebrühe beifügen und für mehrere Minuten kochen lassen. Wenn das Gemüse gar ist, die Kapern, die gehackte Petersilie und den abgetropften Bonito untermischen.
4) Dann die Buchweizen-Spaghetti dazu geben, alles nochmal erwärmen und servieren.

Karotten-Quinoa-Schale

Soviel Zeit muss sein: 40 Minuten

Portionen: 2

Schwierigkeit: einfach

Nährwerte p.P. 322 kcal | Kh 26,4 g | Eiweiß 9,8 g | Fett 18,2 g

Zutaten

- 4 Frühlingszwiebeln
- 200 g Karotten
- 150 g Quinoa
- 40 g Pecorino
- 400 ml Gemüsebrühe
- 2 EL Limettensaft
- 1 EL natives Rapsöl
- 1 TL Olivenöl
- 1 TL Kreuzkümmel
- etwas Gartenkresse
- Salz und schwarzer Pfeffer

Zubereitung

1) Die Frühlingszwiebeln waschen und in dünne Ringe schneiden. Die Karotten waschen, schälen und in kleine Würfel schneiden.
2) Rapsöl in einem Topf erwärmen und die Frühlingszwiebeln darin kurz andünsten.
3) Gemüsebrühe, Karotten und den Kreuzkümmel beimengen und alles, abgedeckt, für etwa 15 bis 20 Minuten, bei niedriger Hitze fast weichkochen.
4) Zwischenzeitlich den Quinoa in ein feines Sieb geben, warm abwaschen und gut abtropfen lassen. Zu den Karotten geben und mitkochen, bis alles gar ist.
5) Währenddessen den Pecorino reiben und die Gartenkresse abschneiden, abwaschen und trocken tupfen.
6) Die Hälfte des Pecorinos unter das Gemüse-Quinoa-Gemisch rühren, mit Limettensaft, Pfeffer und Salz abschmecken und abschließend etwas Olivenöl unterrühren.
7) Das Gericht auf zwei Schüsseln verteilen und mit dem übrigen Pecorino sowie der Gartenkresse bestreuet servieren.

Gedämpfter Lachs mit Chili-Limetten-Sauce

Soviel Zeit muss sein: **15 Minuten**

Portionen: **2**

Schwierigkeit: **einfach**

Nährwerte p.P. 307 kcal | Kh 11,7 g | Eiweiß 33,2 | Fett 14,4 g

Zutaten

- 2 Lachsfilets
- 2 rote Thai-Chilis
- 2 Knoblauchzehen
- 1 Frühlingszwiebel
- 1 Handvoll Koriander
- ½ Limette
- 2 EL Fischsauce
- 1 TL brauner Zucker

Zubereitung

1) Den Lachs waschen und für ca. 10 Minuten in einem Dampfgarer weich garen.
2) Währenddessen die Frühlingszwiebel waschen und schräg in Streifen schneiden, die Limette auspressen, den Knoblauch schälen und fein hacken, die Chili putzen und fein hacken, den Koriander waschen und grob hacken. Alle Zutaten bis auf den Koriander in einer Schüssel gut vermengen.
3) Wenn der Fisch fertig ist, die Sauce über den Fisch geben und mit etwas Koriander bestreuen, dazu passt Jasminreis.

Hüttenkäse-Spinat-Kuchen

Soviel Zeit muss sein: **60 Minuten**

Portionen: **2-3**

Schwierigkeit: **einfach**

Nährwerte p.P. 164 kcal | Kh 5,6 g | Eiweiß 17 g | Fett 7,8 g

Zutaten

- 3 Eier
- 2 Eiweiß
- 1 Zwiebel
- 350 g Babyspinat
- 200 g Cottage Cheese
- etwas Muskatnuss
- Olivenöl
- Meersalz & Pfeffer

Zubereitung

1) Den Backofen auf 240 ° C vorheizen.
2) Die Zwiebel schälen und fein hacken, den Spinat kurz waschen.
3) Eine große beschichtete Pfanne mit etwas Olivenöl erhitzen und den Spinat bei mittlerer Hitze anbraten, dabei gelegentlich umrühren, bis er zusammengefallen ist, danach herausnehmen und in einer Schüssel etwas abkühlen lassen.
4) In einer Schüssel die Zwiebeln, die Eier und den Cottage Cheese einrühren, danach den Spinat hinzufügen und würzen.
5) Etwas Olivenöl in eine Auflaufform geben und die Masse darüber verteilen.
6) Den Kuchen im vorgeheizten Backofen ca. 40 Minuten backen, bzw. bis die Eier fest sind.

Schweinefilet mit Süßkartoffeln

Soviel Zeit muss sein: **40 Minuten**

Portionen: **2**

Schwierigkeit: **einfach**

Nährwerte p.P. 638 kcal | Kh 80,7 g | Eiweiß 38,2 | Fett 29,2 g

Zutaten

- 2 Süßkartoffeln
- 1/2 Handvoll Thymian
- 300 g grüne Bohnen
- 240 g Schweinefilets
- Meersalz & Pfeffer
- 2 EL Olivenöl

Zubereitung

1) Den Backofen auf 220 ° C vorheizen.
2) Die Süßkartoffeln gut waschen, mit etwas Öl und Salz einreiben, oben aufschneiden und als Ganzes für ca. 35-40 Minuten backen.
3) Währenddessen das Fleisch waschen, trocken tupfen und in dicke Scheiben schneiden, die Bohnen waschen.
4) Einen Topf mit Salzwasser erhitzen und darin die Bohnen bissfest garen, herausnehmen und abtropfen lassen.
5) Eine beschichtete Pfanne erhitzen, die Filetstücke mit etwas Olivenöl und dem Thymian ca. 4-6 Minuten scharf anbraten, danach in Alufolie wickeln und bis zum Servieren warm halten, ev. nochmals kurz vor dem Servieren in einer heißen Pfanne für 1 Minute erhitzen.
6) Wenn die Süßkartoffeln fertig sind, mit dem Fleisch und den grünen Bohnen servieren.

Hackfleischeintopf mit Süßkartoffeln und Schafskäse

Soviel Zeit muss sein: **30 Minuten**

Portionen: **2**

Schwierigkeit: **einfach**

Nährwerte p.P. 438 kcal | Kh 35,5 g | Eiweiß 29,5 | Fett 18,7 g

Zutaten

- 2 Schalotten
- 2 Knoblauchzehen
- 1/2 rote Paprika
- 240 g mageres Rinderhack
- 200 g Süßkartoffeln
- 200 g Dosentomaten, gewürfelt
- 100 g Feta, Light
- 100 ml Sauerrahm
- 1 EL Rapsöl
- 1 TL Chilipulver
- ½ TL Oregano
- Meersalz & Pfeffer

Zubereitung

1) Zunächst die Schalotten und den Knoblauch schälen und fein hacken, die Paprika waschen, entkernen und in kleine Würfel schneiden, die Süßkartoffel schälen und kleinschneiden.
2) Eine beschichtete Pfanne mit etwas Rapsöl erhitzen und das Hackfleisch krümelig anbraten.
3) Die Süßkartoffel, den Knoblauch, die Schalotten und den Paprika beimengen und mitbraten.
4) Danach das Oregano und das Chilipulver hinzugeben und mit den gewürfelten Tomaten sowie dem Sauerrahm aufgießen, mit Salz und Pfeffer abschmecken.
5) Für ca. 8-10 Minuten, geschlossen, leicht köcheln lassen, bis die Süßkartoffeln weich sind.
6) Ein letztes Mal abschmecken, in Schüsseln verteilen, dem Feta-Käse bestreuen und anrichten.

Sobanudeln mit Spinat und Garnelen

Soviel Zeit muss sein: **25 Minuten**

Portionen: **2**

Schwierigkeit: **einfach**

Nährwerte p.P. 320 kcal | Kh 32,1 g | Eiweiß 28,8 g | Fett 9,8 g

Zutaten

- 2 Thai-Chilis
- 2 Schalotten
- 1 Knoblauchzehe
- 1/2 Zucchini
- 1/2 daumengroßes Stück Ingwer
- 240 g TK Garnelen
- 200 g Sobanudeln
- 80 g Babyspinat
- 1 EL Sesamöl
- 1 EL Fischsauce
- 1 Spritzer Limettensaft
- 1 Handvoll Koriander

Zubereitung

1) Zunächst die Chilis waschen, putzen und fein hacken, die Schalotten schälen und fein hacken, die Zucchini waschen und in Würfel schneiden, den Ingwer schälen und reiben, den Knoblauch schälen und fein hacken, die Garnelen waschen, den Spinat waschen, den Koriander waschen und fein hacken.
2) Die Sobanudeln nach Packungsanweisung garen und abtropfen lassen.
3) Das Sesamöl in einer beschichteten Pfanne erhitzen und den Ingwer, die Schalotten, den Knoblauch und die Chilis für 2-3 Minuten andünsten.
4) Danach die Garnelen hinzugeben und für ca. 4 Minuten scharf anbraten, Zucchini und Spinat in die Pfanne geben, zuletzt die Sobanudeln.
5) Mit etwas Fischsauce und einem Spritzer Limettensaft abschmecken und in einer Schüssel verteilen, mit dem Koriander bestreuen und servieren.

ABENDESSEN

Seelachs mit Lauch und Kräuteröl

Soviel Zeit muss sein: **30 Minuten**

Portionen: **2**

Schwierigkeit: **einfach**

Nährwerte p.P. 336 kcal | Kh 8,4 g | Eiweiß 33,6 g | Fett 17,4 g

Zutaten

- 300 g Seelachsfilet
- 120 g Lauch
- 1 Peperoncino
- 1 Limette
- 1 Handvoll Petersilie
- 1 EL Olivenöl
- Meersalz, Pfeffer

Zubereitung

1) Zuerst den Peperoncino waschen, putzen und kleinschneiden. Die Petersilie waschen, fein hacken, mit dem Olivenöl vermischen und mit Salz und Pfeffer würzen.
2) Eine Viertel Limette auspressen und mit dem Petersilien-Öl vermengen. Die zweite Limettenhälfte nochmals halbieren und in dünne Scheiben schneiden.
3) Nun den Lauch waschen und schräg in feine Streifen schneiden. In einen Dampfkorb legen und mit Salz würzen.
4) Die Fischfilets mit Salz und Pfeffer würzen, auf dem Lauch verteilen und zwölf Minuten dämpfen.
5) Den Seelachs und den Lauch mit den Limettenscheiben belegen und mit dem Petersilien-Öl übergießen.

Garnelenspieße

Soviel Zeit muss sein: **20 Minuten**

Portionen: **2**

Schwierigkeit: **einfach**

Nährwerte p.P. 303 kcal | Kh 4,1 g | Eiweiß 16,6 g | Fett 24,9 g

Zutaten

- 16 Garnelen
- 2 Eier
- ½ Limette
- 50 g Kokosraspeln
- etwas Kokosöl
- Meersalz
- schwarzer Pfeffer, frisch gemahlen
- 8 Holzspieße

Zubereitung

1) Die gereinigten Garnelen mit Salz und Pfeffer würzen und je 2 Garnelen auf einen Spieß stecken. Die halbe Limette teilen.
2) Die beiden Eier in eine Schüssel schlagen und verquirlen, in einer zweiten Schüssel die Kokosraspeln verteilen.
3) Nun die Spieße von beiden Seiten in die Schüssel mit den Eiern tauchen und anschließend in die Schüssel mit den Kokosraspeln, sodass sie gut bedeckt sind.
4) Anschließend eine beschichtete Pfanne mit etwas Kokosöl bei mittlerer Temperatur erhitzen.
5) Die Spieße für ca. 3-4 Minuten anbraten, zur Hälfte der Zeit wenden.
6) Mit den Limettenspalten servieren und genießen.

Dazu passt sehr gut ein Blattsalat.

Toast mit roter Bete, Lachs und Avocado

Soviel Zeit muss sein: **10 Minuten**

Portionen: **2**

Schwierigkeit: **einfach**

Nährwerte p.P. 496 kcal | Kh 36,8 g | Eiweiß 25,9 g | Fett 24,9 g

Zutaten

- 4 Toastscheiben
- 1 rote Bete, gegart
- 1 Avocado
- ½ rote Zwiebel
- 150 g Sockeye-Wildlachs, geräuchert
- 4 EL Kräuterquark
- 1 EL Zitronensaft
- etwas Kresse
- Meersalz, Pfeffer

Zubereitung

1) Zunächst die rote Bete in Streifen schneiden, die Zwiebel schälen und in feine Scheiben schneiden und die Toastscheiben toasten.
2) Währenddessen die Avocado halbieren, den Kern entfernen und das Fruchtfleisch mit einem Löffel von der Schale lösen, in Fächerform schneiden, mit 1 EL Zitronensaft beträufeln und mit etwas Meersalz würzen.
3) Nun die Toasts mit dem Kräuterquark bestreichen und der Avocado, der roten Bete, dem Wildlachs und der Zwiebel belegen, mit etwas Meersalz und schwarzen Pfeffer, sowie der Kresse bestreuen.

Linsen mit Tofu und grünen Bohnen

Soviel Zeit muss sein: **40 Minuten**

Portionen: **2**

Schwierigkeit: **einfach**

Nährwerte p.P. 327 kcal | Kh 33,4 g | Eiweiß 24,6 g | Fett 11,2 g

Zutaten

- 2 rote Thai-Chilis
- 1 Karotte
- 1 große, rote Zwiebel
- 1 Knoblauchzehe
- 1 Handvoll Petersilie
- 160 g grüne Bohnen
- 140 g Tofu
- 120 g rote Linsen
- 240 ml Gemüsebrühe
- 1 EL Kokosfett
- 1 TL Kurkuma
- 1 TL Garam Masala
- Meersalz

Zubereitung

1) Die Karotte schälen und in Stifte schneiden, die Chilis waschen, putzen und fein hacken, die Zwiebel und den Knoblauch schälen und fein hacken, die grünen Bohnen sowie die Linsen gut waschen, den Tofu abtropfen lassen und in Streifen schneiden, die Petersilie waschen und fein hacken.
2) Einen beschichteten Topf mit dem Kokosöl erhitzen und den Tofu andünsten, bis er etwas Farbe genommen hat, herausnehmen und etwas abtrocknen. Nun den Knoblauch, die Chili und die Zwiebel in die Pfanne geben und kurz braten, die Bohnen und die Karotte beimengen.
3) Mit der Gemüsebrühe aufgießen und die Linsen, sowie das Kurkuma und das Garam Masala hinzufügen, für ca. 20 Minuten köcheln lassen.
4) Zum Schluss den Tofu in den Topf geben, mit etwas Salz abschmecken, in einer Schüssel verteilen und mit etwas Petersilie bestreuen.

Schnitten mit Hühnchen und Chili

Soviel Zeit muss sein:	**50 Minuten**
Portionen:	**5**
Schwierigkeit:	**einfach**
Nährwerte p.P.	179 kcal | Kh 8,4 g | Eiweiß 27,5 g | Fett 3,8 g

Zutaten

- 2 Eier
- 1 Zwiebel
- 1 rote Paprika
- 1 große rote Chili
- 500 g Hühnerbrustfilets
- 50 g Haferflocken
- ½ TL Cayennepfeffer
- Olivenöl
- Meersalz & Pfeffer

Zubereitung

1) Den Backofen auf 180 ° C vorheizen.
2) Danach die Zwiebel schälen und grob schneiden, die Paprika waschen, entkernen und in grobe Stücke schneiden, die Chili waschen, entkernen, und grob schneiden, das Hühnerfleisch waschen, trocken tupfen und in Würfel schneiden.
3) Eine große Pfanne mit etwas Olivenöl bei mittlerer Temperatur erhitzen und darin die Zwiebel und die Paprika kurz andünsten.
4) Die Hühnerbrustfilets in einen großen Mixer geben und gut vermixen, danach das Gemüse, die Eier, die Haferflocken und die Gewürze beimengen, noch einmal kurz durchmixen.
5) Die Masse in eine etwas gefettete Kuchenform geben.
6) Für ca. 40 Minuten im Ofen backen und warm oder kalt servieren.

Grünkohlpfanne mit Lachs

Soviel Zeit muss sein: **25 Minuten**

Portionen: **2**

Schwierigkeit: **einfach**

Nährwerte p.P. 310 kcal | Kh 17,9 g | Eiweiß 41,6 g | Fett 5,3 g

Zutaten

- 4 Blätter Grünkohl
- 2 Frühlingszwiebeln
- 1 Fenchelknolle
- 1 Zwiebel
- 1/2 Dose Kichererbsen
- 300 g Lachsfilet
- 1 Spritzer Zitronensaft
- Olivenöl
- Meersalz, Pfeffer

Zubereitung

1) Den Lachs waschen und trocken tupfen, die Kichererbsen abseihen, und das Gemüse waschen. Die Fenchelknolle in feine Scheiben schneiden, die Blattrippe des Grünkohl entfernen und grob hacken, die Zwiebel fein hacken und die Frühlingszwiebel schräg in feine Röllchen schneiden.
2) Eine beschichtete Pfanne aufsetzen und den Lachs auf der Hautseite in etwas Olivenöl ca. 6-8 Minuten braten.
3) Eine zweite Pfanne aufsetzen und die rote Zwiebel mit dem Großteil des Fenchel in etwas Olivenöl andünsten. Danach den Grünkohl hinzufügen und für 5 Minuten dünsten, danach die Kichererbsen, einen Spritzer Zitronensaft und eventuell noch ein paar EL Wasser hinzufügen.
4) Weiter 3-4 Minuten auf dem Herd lassen, in eine Schale füllen, den Lachs darauf platzieren und den restlichen Fenchel, sowie die Frühlingszwiebel darüber verteilen.

Fischtaler mit Spinatsalat

Soviel Zeit muss sein: **30 Minuten**

Portionen: **2**

Schwierigkeit: **einfach**

Nährwerte p.P. 418 kcal | Kh 5,3 g | Eiweiß 26,4 g | Fett 33,6 g

Zutaten

- 250 g Zanderfilet, entgrätet, ohne Haut
- 40 g fein gehackte Zwiebeln
- 1 EL Zitronensaft
- 2 TL gehackte Petersilie
- 2 TL natives Olivenöl
- 2 TL fein gehackte Kapern
- Salz, Pfeffer

für den Salat

- 80 g in Scheiben geschnittener Stangensellerie
- 80 g Babyspinat
- 12 gehackte Walnusshälften
- 2 TL natives Olivenöl
- 2 TL Apfelessig

Zubereitung

1) Zunächst das Zanderfilet zerteilen und in kleine Würfel schneiden.
2) Anschließend die Kapern und die roten Zwiebeln mit den Fischwürfeln vermischen. Die Petersilie, das Olivenöl sowie ein wenig Salz und Pfeffer dazu geben und verrühren.
3) In Taler formen und in etwas Olivenöl auf beiden Seiten für ca. 2-3 Minuten anbraten.
4) Sämtliche Zutaten für den Salat vermengen und die Fischtaler auf dem Salat anrichten. Etwas Zitronensaft über den Fisch träufeln und sofort servieren.

Gemüseeintopf

Soviel Zeit muss sein: **30 Minuten**

Portionen: **2**

Schwierigkeit: **einfach**

Nährwerte p.P. 396 kcal | Kh 55,6 g | Eiweiß 22,4 g | Fett 4 g

Zutaten

- 2 Frühlingszwiebeln
- 2 Pastinaken
- 1 gelbe Rübe
- 1 Zucchini
- 1/2 Kohlrabi
- 150 g grüne Bohnen, aus der Dose
- 300 ml Gemüsebrühe
- 1 EL natives Rapsöl
- 1 TL Tomatenmark
- etwas Petersilie
- etwas Salz und schwarzer Pfeffer

Zubereitung

1) Die Bohnen abgießen und abtropfen lassen. Die Pastinake, die gelbe Rübe, die Zucchini, die Kohlrabi und die Frühlingszwiebeln waschen und putzen. Das gesamte Gemüse in dünne Scheiben schneiden. Die Petersilie waschen und grob hacken.
2) Das Rapsöl in einen großen Topf geben und erwärmen. Das Tomatenmark darin anbraten und das Gemüse dazugeben, kurz mitbraten und dann mit der Gemüsebouillon ablöschen.
3) Die grünen Bohnen beifügen, salzen und pfeffern und noch weitere 15 Minuten leicht köcheln lassen. Mit Petersilie bestreut servieren.

Tofu mit Cocktailtomaten und Chili

Soviel Zeit muss sein: **50 Minuten**

Portionen: **2**

Schwierigkeit: **einfach**

Nährwerte p.P. 285 kcal | Kh 22,2 g | Eiweiß 21,5 g | Fett 10,7 g

Zutaten

- 400 g Kirschtomaten
- 160 g fester Tofu
- 80 g rote Zwiebeln
- 60 g Stangensellerie
- 60 g Grünkohl, ohne dicke Blattrippen
- 2 Knoblauchzehen
- 2 rote Chilischoten
- 2 EL Petersilie
- 2 TL natives Olivenöl
- 2 TL Kreuzkümmel
- 2 TL Kurkuma
- Meersalz & Pfeffer

Zubereitung

1) Tofu und Petersilie grob hacken. Die Zwiebeln, den Stangensellerie, den Grünkohl, die Chilis und den Knoblauch fein hacken.
2) Eine kleinere Pfanne bei niedriger bis mittlerer Heizstufe anwärmen. Das Olivenöl hineingeben und alle Zutaten mitsamt den Gewürzen mit Ausnahme der Tomaten, des Grünkohls und der Petersilie darin für ein bis zwei Minuten anbraten.
3) Bei Bedarf den Tofu in einer extra Pfanne länger braun braten und erst später hinzufügen.
4) Dann die Kirschtomaten untermengen und alles für circa 20 Minuten sanft köcheln lassen. Ab und zu umrühren.
5) Schließlich den Grünkohl dazu geben und das Ganze für ungefähr fünf Minuten weitergaren lassen, bis die Sauce sämig genug ist. Wenn diese die gewünschte Konsistenz erreicht hat, die gehackte Petersilie untermischen. Sollte die Sauce zu dick geraten, ein wenig Wasser dazu gießen. Danach das Gericht sofort servieren.

Ingwer-Putenpfanne

Soviel Zeit muss sein: **20 Minuten**

Portionen: **2**

Schwierigkeit: **einfach**

Nährwerte p.P. 298 kcal | Kh 18,6 g | Eiweiß 43,6 g | Fett 4,8 g

Zutaten

- 320 g Putenbrustfilet
- 2 Knoblauchzehen
- 1 Zwiebel
- 1 rote Paprika
- 1 Frühlingszwiebel
- 1/2 daumengroßes Stück Ingwer
- 1/4 Brokkoli
- 2 EL Fischsauce
- 2 EL Austernsauce
- 1/2 EL Sojasauce
- 1 TL Kokosöl
- 1/2 TL brauner Zucker

Zubereitung

1) Die Putenbrustfilets waschen und klein schneiden, den Knoblauch schälen und fein hacken, die rote Zwiebel schälen und grob hacken, den Ingwer schälen und in feine Stifte schneiden, den Brokkoli waschen und in kleine Röschen zerteilen, den Paprika waschen und in Stifte schneiden, die Frühlingszwiebel waschen und schräg in breite Scheiben schneiden.
2) Für die Sauce die Sojasauce mit der Fischsauce und der Austernsauce sowie dem Palmzucker in einer Schüssel vermengen.
3) Als Nächstes eine beschichtete Pfanne mit etwas Kokosöl stark erhitzen und die Schalotten und den Knoblauch für ca. 1 Minute anbraten, das Putenfleisch hinzugeben und unter rühren 1-2 Minuten anbraten.
4) Nun die Paprika und den Brokkoli mit dem Ingwer und der Sauce beimengen und für ca. 4 Minuten weichdünsten, zuletzt die Frühlingszwiebel in die Pfanne geben und anrichten.

Kabeljaufilet mit Orange und Kräutern

Soviel Zeit muss sein: **30 Minuten**

Portionen: **2**

Schwierigkeit: **einfach**

Nährwerte p.P. 156 kcal | Kh 7,3 g | Eiweiß 18,1 g | Fett 4,2 g

Zutaten

- 2 Kabeljaufilets
- 1 Bio-Orange
- 30 ml Weißwein
- 1 Handvoll Petersilie
- etwas Dille
- Olivenöl
- Salz und schwarzer Pfeffer

Zubereitung

1) Den Ofen vorheizen (180 °C Ober-/Unterhitze, Umluft 160 °C).
2) Das Kabeljaufilet abwaschen und trocken tupfen. Etwas salzen, mit dem Olivenöl beträufeln und in eine feuerfeste Auflaufform geben.
3) Die Orange gründlich abwaschen und in dünne Scheiben zerschneiden. Den Dill und die Petersilie waschen, trocken schütteln, die Dille Blättchen abzupfen und auf den Fisch streuen.
4) Nun die Orangenscheiben versetzt auf dem Fisch verteilen und mit Pfeffer überstreuen. Abschließend den Weißwein dazu gießen und das Ganze für etwa 15 bis 20 Minuten im Backofen garen. Am Ende mit der Petersilie bestreuen.

Sobadnudeln mit Rucola

Soviel Zeit muss sein: **20 Minuten**

Portionen: **2**

Schwierigkeit: **einfach**

Nährwerte p.P. 384 kcal | Kh 71 g | Eiweiß 15,8 g | Fett 8,6 g

Zutaten

- 12 Cocktailtomaten
- 2 kleine Knoblauchzehen
- 1 Bund Rucola
- 200 g Sobanudeln
- 120 ml Gemüsebrühe
- 2 EL Olivenöl
- 1 EL Grana Padano
- Meersalz, schwarzer Pfeffer

Zubereitung

1) Zuerst den Rucola waschen und trocken tupfen, die Tomaten waschen und halbieren, den Knoblauch schälen und fein hacken, den Käse reiben, einen Topf mit Wasser aufsetzen und die Sobanudeln nach Packungsanweisung kochen.
2) Nun eine beschichtete Pfanne mit etwas Olivenöl erhitzen und den Knoblauch anbraten, danach die Tomaten dazugeben und mit der Gemüsebrühe ablöschen.
3) Zum Schluss die Nudeln und den Rucola in die Pfanne geben, den Grana Padano hinzufügen und mit Salz und Pfeffer abschmecken.

Power-Omelette mit Brokkoli

Soviel Zeit muss sein: **20 Minuten**

Portionen: **1**

Schwierigkeit: **einfach**

Nährwerte p.P. 342 kcal | Kh 11,8 g | Eiweiß 46,3 g | Fett 37,3 g

Zutaten

- 3 Eier
- 1/2 kleine rote Zwiebel
- 1/2 Knoblauchzehe
- 280 g Brokkoli
- 60 g Cheddar
- 4 EL Milch
- 1 EL Schnittlauch
- Olivenöl
- Meersalz, Pfeffer

Zubereitung

1) Den Brokkoli waschen und in Röschen teilen, die Zwiebel schälen und kleinschneiden, den Knoblauch schälen und auspressen, den Schnittlauch waschen und in kleine Röllchen schneiden, den Käse reiben.
2) Anschließend einen Topf mit Wasser erhitzen und die Röschen mit etwas Salz bissfest garen, herausnehmen und abseihen lassen.
3) Währenddessen in einer Schüssel die Eier mit der Milch verquirlen.
4) Eine beschichtete Pfanne mit etwas Olivenöl erhitzen, den Brokkoli, den Knoblauch und die Zwiebel hinzufügen und kurz andünsten.
5) Die verquirlten Eier darüber gießen und das Omelette bei mittlerer Temperatur langsam stocken lassen.
6) Das Omelette mit Salz und Pfeffer würzen und mit dem Cheddar und dem Schnittlauch bestreuen.

Tofu-Spieße mit Babyspinat-Salat

Soviel Zeit muss sein: **50 Minuten**

Portionen: **2**

Schwierigkeit: **einfach**

Nährwerte p.P. 369 kcal | Kh 19,8 g | Eiweiß 29,3 | Fett 19,1 g

Zutaten

- 300 g fester Tofu
- 120 g rote Zwiebeln
- 1 Knoblauchzehen
- 2 EL Limettensaft
- 2 TL natives Olivenöl
- 2 TL Tamari
- 2 TL Sojasauce

für den Salat

- 100 g geraspelte Möhren
- 80 g in feine Ringe geschnittener Stangensellerie
- 80 g Babyspinat
- 2 TL Tamari
- 2 TL natives Olivenöl
- 2 TL Sesamsaat
- 1 Spritzer Limettensaft

Zubereitung

1) Die Zwiebeln schälen und halbieren, den Knoblauch schälen und andrücken.
2) Den Tofu und die Zwiebeln mit den anderen Zutaten für die Tofu-Spieße vermischen und für ungefähr eine halbe Stunde in einer Schüssel mit Wasser ziehen lassen.
3) Den Tamari mit dem Olivenöl, der Sesamsaat und einigen Spritzern Limettensaft verrühren.
4) Eine Grillpfanne vorheizen.
5) Den Tofu und die Zwiebeln grob würfeln und abwechselnd auf Spieße stecken. Für acht bis zehn Minuten grillen und nach vier bis fünf Minuten wenden.
6) Zum Abschluss den Babyspinat, die Möhren und den Sellerie in einer Schüssel vermischen. Sind die Tofu-Spieße fertig, das Tamari-Salatdressing unter den Salat heben und mit den Spießen servieren.

Thunfischfilet mit Grünkohl

Soviel Zeit muss sein: **25 Minuten**

Portionen: **1**

Schwierigkeit: **einfach**

Nährwerte p.P. 265 kcal | Kh 9,2 g | Eiweiß 36,2 g | Fett 6,3 g

Zutaten

- 5 Blätter Grünkohl
- 1/2 kleine rote Zwiebel
- 1 Thunfischfilet
- 1 Spritzer Zitronensaft
- 100 ml Gemüsebrühe
- 1 EL saure Sahne
- 1/2 EL Rapsöl
- 1/2 TL Dijon-Senf
- Meersalz
- frisch gemahlener, schwarzer Pfeffer

Zubereitung

1) Den Grünkohl waschen, die Blattrippen entfernen und grob hacken, die Zwiebel schälen und fein hacken. Das Thunfischfilet waschen und trocken tupfen.
2) Nun eine beschichtete Pfanne aufsetzen und die Zwiebel glasig andünsten, den Grünkohl hinzufügen und mit der Gemüsebrühe aufgießen, für ca. 8 Minuten dünsten lassen. Am Ende der Garzeit den Senf und die Saure Sahne hinzufügen, mit Salz und Pfeffer abschmecken.
3) Währenddessen das Thunfischfilet salzen und eine zweite Pfanne mit etwas Rapsöl stark erhitzen und den Thunfisch auf jeder Seite ca. 1 1/2 Minuten scharf anbraten, am Ende der Garzeit etwas Zitronensaft darüber träufeln. Gemeinsam mit dem Gemüse anrichten.

Cottage-Cheese-Fladen

Soviel Zeit muss sein: **40 Minuten**

Portionen: **2**

Schwierigkeit: **einfach**

Nährwerte p.P. 322 kcal | Kh 27,3 g | Eiweiß 15,5 | Fett 9,9 g

Zutaten

- 1 Schalotte
- 1/2 rote Paprika
- 1/2 grüne Paprika
- 200 g Cottage Cheese
- 60 g Dinkelmehl
- 30 g Parmesan
- 2 EL ital. Kräuter
- Meersalz, Pfeffer
- Olivenöl

Zubereitung

1) Den Backofen auf 200° C (Ober und Unterhitze) vorheizen.
2) Die Schalotte schälen und fein hacken, die Paprika waschen, entkernen und in kleine Würfel schneiden, den Parmesan reiben.
3) In einer Schüssel den Cottage Cheese mit dem Parmesan, dem Gemüse, den Kräutern und dem Dinkelmehl gut vermengen, mit Salz und Pfeffer abschmecken.
4) Aus der Masse Fladen formen und auf ein mit Backpapier ausgelegtes Backblech verteilen.
5) Die Fladen etwas mit Olivenöl benetzen und für ca. 25 Minuten im Ofen backen.

Linsen-Mangold-Bowl

Soviel Zeit muss sein: **50 Minuten**

Portionen: **2**

Schwierigkeit: **einfach**

Nährwerte p.P. 218 kcal | Kh 28,4 g | Eiweiß 14,9 g | Fett 6,7 g

Zutaten

- 260 g Mangold
- 140 g rote Linsen
- 1 getrocknete, rote Chili
- 1/2 Zwiebel
- 320 ml Gemüsebrühe
- 1/2 EL natives Rapsöl
- 1/2 TL Paprikapulver, edelsüß
- 1/2 TL Kurkuma
- etwas Salz und schwarzer Pfeffer

Zubereitung

1) Die Zwiebel schälen und in kleine Würfel hacken. Das Rapsöl in einem Topf erwärmen und die Zwiebelwürfel darin anbraten, bis sie goldgelb sind.
2) Das Paprikapulver, die Linsen, den Kurkuma, die Chilischote und die Gemüsebrühe beifügen. Alles aufkochen lassen. Dann bei niedriger Hitze für etwa 25 Minuten sanft köcheln lassen, bis die Linsen weich und cremig sind und die gesamte Flüssigkeit aufgesogen wurde.
3) Währenddessen den Mangold putzen, waschen und abtropfen lassen.
4) Danach den Mangold zu den Linsen geben und alles für circa fünf Minuten weitergaren, bis der Mangold zusammengefallen ist. Das Linsen-Mangold-Gericht abschmecken und servieren.

Hühnchen in Nusskruste mit Brokkoli

Soviel Zeit muss sein: **30 Minuten**

Portionen: **2**

Schwierigkeit: **einfach**

Nährwerte p.P. 394 kcal | Kh 10,9 g | Eiweiß 44,2 g | Fett 17,8 g

Zutaten

- 1 Ei
- 1 Brokkoli
- 250 g Hühnerfilet
- 30 g Walnüsse & Mandeln
- ½ TL Paprikapulver
- Olivenöl
- Salz Pfeffer

Zubereitung

1) Zunächst einen Topf mit Wasser zum Kochen bringen.
2) Währenddessen den Brokkoli waschen, in Röschen teilen und bissfest kochen, danach mit Salz und Pfeffer würzen sowie mit etwas Olivenöl beträufeln.
3) Das Ei eine Schüssel schlagen und verquirlen, das Fleisch waschen, trocken tupfen und in mittelgroße Stücke schneiden, die Nüsse kurz vermahlen und mit dem Paprikapulver vermengen.
4) Anschließend die Hühnerbrustfiletstücke etwas würzen, zuerst in die Schüssel mit dem Ei tauchen und danach in die Schüssel mit den Nüssen.
5) Eine beschichtete Pfanne mit etwas Olivenöl erhitzen und das Fleisch beidseitig für ca. 5-6 Minuten goldgelb braten. Gemeinsam mit dem Brokkoli servieren.

Gebratene Garnelen mit Zuckerschoten

Soviel Zeit muss sein: **15 Minuten**

Portionen: **2**

Schwierigkeit: **einfach**

Nährwerte p.P. 114 kcal | Kh 7,4 g | Eiweiß 10,5 | Fett 3,4 g

Zutaten

- 18 Garnelen
- 2 Knoblauchzehen
- 160 g Zuckerschoten
- 1 EL Austernsauce
- 1 EL Garnelenpaste
- ½ EL Fischsauce
- Kokosöl
- Chiliflocken
- etwas weißer Pfeffer

Zubereitung

1) Zunächst den Knoblauch schälen und fein hacken, die Zuckerschoten waschen und schräg halbieren, die Garnelen waschen.
2) Danach einen Wok mit dem Öl erhitzen und den Knoblauch sowie die Garnelen für ca. 1 Minute anbraten.
3) Die Sojasauce, die Austernsauce, sowie die Garnelenpaste hinzugeben und vermengen, danach die Zuckerschoten beimengen.
4) Mit etwas weißen Pfeffer würzen und auf Teller verteilen, mit Chili-flocken bestreuen und mit Jasminreis servieren.

Brokkoli mit Feta aus dem Ofen

Soviel Zeit muss sein: **20 Minuten**

Portionen: **2**

Schwierigkeit: **einfach**

Nährwerte p.P. 171 kcal | Kh 3,3 g | Eiweiß 9,4 g | Fett 12,6 g

Zutaten

- 300 g Brokkoli
- 70 g Fetakäse
- natives Olivenöl
- Meersalz, Pfeffer

Zubereitung

1) Den Backofen auf 250 ° C vorheizen.
2) Den Brokkoli waschen, in Röschen zerteilen und in etwas Salzwasser bissfest kochen, oder in einem Dampfgarer garen.
3) Den Feta vorsichtig in Scheiben schneiden.
4) Etwas Olivenöl in der Form verteilen und den Brokkoli darauf verteilen, mit Salz und Pfeffer würzen und den Feta darüber legen.
5) Im Backofen für ca. 10 Minuten überbacken.

Hühnchenlasagne

Soviel Zeit muss sein: **40 Minuten**

Portionen: **2**

Schwierigkeit: **einfach**

Nährwerte p.P. 261 kcal | Kh 6,9 g | Eiweiß 44,7 g | Fett 5,9 g

Zutaten

- 300 g Hühnerbrust
- 125 g Mozzarella Light
- 100 g Rucola
- 1 Aubergine
- 1 Tomate
- Olivenöl
- Balsamico
- Meersalz & Pfeffer

Zubereitung

1) Zunächst den Backofen auf 180 ° C vorheizen.
2) Das Fleisch waschen, trocken tupfen und in dünne Scheiben schneiden, die Tomate waschen und mit dem Mozzarella in Scheiben schneiden, den Rucola waschen, trocknen und zur Seite legen.
3) Die Auberginen waschen und der Längs nach in dünne Scheiben schneiden, in einer beschichteten Pfanne mit wenig Olivenöl ca. 6 Minuten anbraten, zur Hälfte der Zeit wenden.
4) 4 Scheiben Auberginen auf ein Backblech legen. Auf jede Scheibe eine Scheibe Hühnchen, eine weitere Scheibe Aubergine, eine Scheibe Tomate und eine Scheibe Mozzarella in Schichten darauf verteilen, dabei auf jeder Schicht ein wenig mit Salz und Pfeffer würzen.
5) Für ca. 20 - 25 Minuten bei 180 ° C in den Ofen stellen.
6) Mit etwas Balsamico und Rucola servieren.

Gemüsepfanne

Soviel Zeit muss sein: **30 Minuten**

Portionen: **2**

Schwierigkeit: **mittel**

Nährwerte p.P. 186 kcal | Kh 13,3 g | Eiweiß 8,0 g | Fett 9,4 g

Zutaten

- 4 Stangen grüner Spargel
- 1 Frühlingszwiebel
- 1 Karotte
- 1 Tomate
- 1 Nelke
- ½ kleine Avocado
- ¼ daumengroßes Stück Ingwer
- 140 g Champignons
- 100 g Zuckerschoten
- 1 EL Majoran, getrocknet
- Rapsöl
- Meersalz & Pfeffer

Zubereitung

1) Den Spargel waschen, die holzigen Enden abschneiden und in etwa dritteln, die Karotte schälen und in Würfel schneiden, die Tomate waschen und kleinschneiden, die Frühlingszwiebel waschen und schräg in Röllchen schneiden, die Champignons waschen und vierteln, die Zuckerschoten waschen und schräg halbieren, die Avocado entkernen und in Streifen schneiden, den Ingwer waschen und fein hacken, die Nelke zermahlen.
2) Nun eine beschichtete Pfanne mit etwas Rapsöl erhitzen und die Champignons für ca. 2-3 Minuten anbraten, danach die Karotte, die Frühlingszwiebel und die Nelke beimengen, mit etwas Salz und Pfeffer würzen, zur Seite ziehen.
3) In einer zweiten Pfanne etwas Rapsöl erhitzen und darin den Ingwer mit dem Spargel für ca. 4-5 Minuten anbraten, danach die Tomate hinzu-fügen und mit den Kräutern würzen.
4) Zuletzt beide Pfanneninhalte zusammenfügen, die Avocado dazu-geben, einmal durchrühren und anrichten.

Chicken-Burger

Soviel Zeit muss sein: **20 Minuten**

Portionen: **2**

Schwierigkeit: **einfach**

Nährwerte p.P. 267 kcal | Kh 6,3 g | Eiweiß 37,8 g | Fett 10 g

Zutaten

- 300 g Hühnerbrustfilet
- 1/2 rote Paprika
- 1/2 Zwiebel
- 2 TL Olivenöl
- 1 Handvoll Koriander
- Meersalz & schwarzer Pfeffer

Zubereitung

1) Zunächst das Fleisch waschen, trocken tupfen und fein hacken, die Paprika waschen, entkernen und kleinschneiden, die Zwiebel schälen und fein hacken, den Koriander waschen und fein hacken.
2) In einer Schüssel das Fleisch mit dem Gemüse, den Gewürzen, etwas Salz und Pfeffer sowie 1 TL Olivenöl vermengen, danach aus der Masse 2 Burger formen.
3) Eine Grillpfanne mit etwas Olivenöl erhitzen und die Burger für 5-6 Minuten braten, dabei wenden.

Lachs mit Liebstöckl-Pesto

Soviel Zeit muss sein:	**20 Minuten**
Portionen:	**2**
Schwierigkeit:	**einfach**
Nährwerte p.P.	222 kcal | Kh 6,1 g | Eiweiß 19 g | Fett 12,9 g

Zutaten

- 2 Lachsfilets, je 150 g
- 200 g Cocktailtomaten
- 1 Handvoll Basilikum
- 3 EL Liebstöckel-Pesto
- ½ TL Olivenöl
- Meersalz & Pfeffer

Zubereitung

1) Den Backofen auf 220 ° C vorheizen.
2) Die Lachsfilets waschen, trocken tupfen und mit etwas Salz und Pfeffer würzen, die Tomaten waschen.
3) Eine Auflaufform mit etwas Olivenöl beträufeln. Den Fisch mit der Haut nach unten platzieren.
4) Nun die Pesto-Sauce über dem Fisch gleichmäßig verteilen und die Tomaten um die Filets platzieren und etwas würzen.
5) Im Backofen für ca. 12-15 Minuten backen.
6) Herausnehmen, die Basilikum Blätter darüber verteilen und anrichten.

Hühnchen mit grünen Bohnen und Cocktailtomaten

Soviel Zeit muss sein: **50 Minuten**

Portionen: **2**

Schwierigkeit: **einfach**

Nährwerte p.P. 216 kcal | Kh 8,6 g | Eiweiß 40 g | Fett 2,3 g

Zutaten

- 400 g grüne Bohnen
- 300 g Cocktailtomaten
- 300 g Hühnerbrust
- 150 ml Hühnerbrühe
- Meersalz
- schwarzer Pfeffer, frisch gemahlen

Zubereitung

1) Den Backofen auf 180 ° C vorheizen.
2) Die Kirschtomaten und die grünen Bohnen waschen und reinigen.
3) Eine Auflaufform zur Hand nehmen, die grünen Bohnen darin verteilen und mit etwas Salz und Pfeffer würzen.
4) Danach die Hühnerbrust und die Kirschtomaten darauf platzieren und die Hühnerbrühe darüber verteilen.
5) Noch einmal mit Salz und Pfeffer würzen und für 45 Minuten in den Ofen stellen.
6) In einem Tiefen Teller mit der Hühnerbrühe, oder in einem flachen Teller ohne der Brühe anrichten.

Garnelen-Taler

Soviel Zeit muss sein: **70 Minuten**

Portionen: **2**

Schwierigkeit: **einfach**

Nährwerte p.P. 168 kcal | Kh 13,5 g | Eiweiß 19,7 g | Fett 5,8 g

Zutaten

- 1 Ei
- 1/2 Zwiebel
- ½ Handvoll Schnittlauch
- 180 g TK-Garnelen, roh
- 40 g Haferflocken
- 1 TL Worcestershire-Sauce
- 1 TL Chilipulver
- ½ TL Tabasco
- 1 Zitrone
- Salz & Pfeffer

Zubereitung

1) Die Zwiebel schälen und fein hacken, den Schnittlach schneiden und die Garnelen kleinhacken.
2) In einer Schüssel alle Zutaten miteinander vermengen.
3) Zugedeckt für ca. 30 Minuten in den Kühlschrank stellen.
4) Danach den Backofen auf 200 ° C vorheizen.
5) Aus der Masse ca. 4 Taler formen und auf einem mit Backpapier ausgelegten Backblech verteilen.
6) Im Ofen für ca. 20-25 Minuten backen.

DESSERTS

Kokos-Kekse

Soviel Zeit muss sein: **40 Minuten**

Portionen: **8-10**

Schwierigkeit: **einfach**

Nährwerte p.P. 52 kcal | Kh 2,2 g | Eiweiß 1,9 g | Fett 4,3 g

Zutaten

- 3 Eiweiß
- 70 g Kokosraspeln
- 1 1/2 EL Blütenhonig

Zubereitung

1) Den Backofen auf 150 ° C vorheizen.
2) Mit einem Mixer das Eiweiß steif schlagen, bis sich weiche Spitzen bilden, eventuell eine Prise Salz hinzufügen, danach vorsichtig die Kokosraspeln und den Honig untermengen.
3) Mit einem Teelöffel ca. 8-10 Kekse formen und auf einem mit Backpapier ausgelegten Backblech verteilen.
4) Für ca. eine halbe Stunde backen, bis sie fest und leicht gebräunt sind.

Himbeer-Muffins

Soviel Zeit muss sein: **90 Minuten**

Portionen: **7-8**

Schwierigkeit: **einfach**

Nährwerte p.P. 65 kcal | Kh 4,2 g | Eiweiß 5 g | Fett 2,9 g

Zutaten

- 3 Eier
- 200 g Himbeeren
- 120 g Naturjoghurt
- 60 g Kokosmehl
- 2 1/2 EL Erythrit
- 3 TL Agar-Agar

Zubereitung

1) Zunächst den Backofen auf 200 ° C vorheizen.
2) Währenddessen die Eier, das Kokosmehl, das Joghurt und das Erythrit vermengen.
3) Den Teig in ca. 7-8 Muffin Formen zu 1/2 oder 1/3 füllen und für ca. 30 Minuten backen, herausnehmen und etwas abkühlen lassen.
4) Die Himbeeren waschen.
5) Einen Topf aufsetzen und darin die Himbeeren erwärmen, ½ EL Erythrit und 3 TL Agar-Agar hinzufügen und von der Kochplatte nehmen.
6) Nun die Himbeermischung auf den Muffins verteilen und für ca. 30 Minuten in den Kühlschrank stellen.

Himbeer-Joghurt-Eissticks

Soviel Zeit muss sein: **10 + 180 Minuten**

Portionen: **4**

Schwierigkeit: **einfach**

Nährwerte p.P. 36 kcal | Kh 5,4 g | Eiweiß 3,6 g | Fett 3,1 g

Zutaten

- 150 g griechischer Joghurt, fettarm
- 150 g Himbeeren
- etwas Erythrit
- 8 Spieße

Zubereitung

1) Die Himbeeren vorsichtig waschen und etwas trocken tupfen. Danach auf den Spießen verteilen.
2) In einer breiten Schüssel, oder Suppenteller das Joghurt mit dem Erythrit gut vermengen.
3) Nun die Spieße nacheinander in die Schüssel tauchen, sodass jeder Spieß gut bedeckt ist und für einige Stunden in den Tiefkühlschrank stellen.
4) Herausnehmen und 2 Spieße genießen.

Protein-Sorbet

Soviel Zeit muss sein: **130 Minuten**

Portionen: **2**

Schwierigkeit: **einfach**

Nährwerte p.P. 200 kcal | Kh 21,4 g | Eiweiß 25,8 g | Fett 1,4 g

Zutaten

- 2 Bio-Orangen
- 1 Bio-Zitrone
- 60 g Proteinpulver mit Vanillegeschmack

Zubereitung

1) Die Orangen und Zitrone gut waschen, 1 Orange und 1 Zitrone etwas abreiben, danach beide Orangen und die Zitrone auspressen.
2) In einer Schüssel den Saft mit dem Abrieb und dem Proteinpulver vermengen und für ca. 2 Stunden in den Gefrierschrank stellen, dabei ca. alle 1/2 Stunden einmal umrühren.

Kakaocreme mit Zimt

Soviel Zeit muss sein: **70 Minuten**

Portionen: **1**

Schwierigkeit: **einfach**

Nährwerte p.P. 551 kcal | Kh 26,7 g | Eiweiß 7,9 g | Fett 36,3 g

Zutaten

- 1 große Avocado
- 3 EL Mandelmilch
- 2 EL Kakaopulver
- 1 EL Honig
- ¼ TL Zimtpulver

Zubereitung

1) Die Avocado halbieren, den Kern entfernen und das Fruchtfleisch mit einem Löffel aus der Schale lösen.
2) Das Fruchtfleisch zusammen mit der Mandelmilch, dem Zimtpulver, dem Honig und dem Kakaopulver in einen Mixer geben und für etwa eine Minute auf höchster Stufe mixen. Das Dessert sollte eine cremige Konsistenz haben.
3) Danach für ca. 60 Minuten in den Kühlschrank stellen.

Blaubeer-Dessert

Soviel Zeit muss sein: **10 Minuten**

Portionen: **2**

Schwierigkeit: **einfach**

Nährwerte p.P. 215 kcal | Kh 14 g | Eiweiß 14,4 g | Fett 11,9 g

Zutaten

- 250 g griechischer Joghurt
- 120 g Blaubeeren
- 20 g Mandeln, geschält
- 1 EL Leinöl
- etwas Stevia

Zubereitung

1) Die Blaubeeren gut waschen und die Mandeln fein hacken.
2) Danach in einer Schüssel das Joghurt zusammen mit dem Leinöl und etwas Stevia vermengen.
3) Die Blaubeeren mit einem Zauberstab pürieren und mit etwas Stevia süßen.
4) Den Joghurt und die Blaubeeren in verschiedenen Schichten in das Glas schichten und zuletzt die gehackten Mandeln darüber verteilen.

Tropischer Avocadosalat

Soviel Zeit muss sein: **20 Minuten**

Portionen: **1**

Schwierigkeit: **einfach**

Nährwerte p.P. 270 kcal | Kh 38,5 g | Eiweiß 2,8 g | Fett 9,2 g

Zutaten

- 2 Scheiben Ananas
- ½ Avocado
- ½ Mango
- ½ Passionsfrucht
- 1 TL Limettensaft

Zubereitung

1) Die Avocado halbieren, den Kern entfernen, das Fruchtfleisch mit einem Löffel aus der Schale lösen und in feine Streifen schneiden.
2) Die Mango schälen und das Fruchtfleisch in kleine Würfel schneiden.
3) Die Ananas aufschneiden und zwei ein Zentimeter dicke Scheiben abtrennen oder Ananasscheiben aus der Dose nehmen. In kleine Würfel schneiden.
4) Alle Früchte in eine Schale geben und mit dem Limettensaft beträufeln.
5) Die Passionsfrucht aufschneiden, das Fruchtfleisch mit einem Löffel lösen und auf die übrigen Früchte in der Schale geben. Kurz unterheben und servieren.

Erdbeermousse

Soviel Zeit muss sein: **70 + 120 Minuten**

Portionen: **2**

Schwierigkeit: **einfach**

Nährwerte p.P. 152 kcal | Kh 26,8 g | Eiweiß 4,1 g | Fett 4,1 g

Zutaten

- 250 g Erdbeeren
- 100 g Naturjoghurt
- 1 reife Banane
- 1 Spritzer Limettensaft

Zubereitung

1) Zunächst die Erdbeeren waschen und abtrocknen. Ein paar Himbeeren zum Garnieren beiseitelegen und die Banane schälen.
2) Danach alles in eine Küchenmaschine geben und gut durchmixen.
3) In Schüsseln füllen, mit den Himbeeren belegen und für zumindest eine Stunde im Kühlschrank gut durchkühlen lassen.

Protein-Schoko-Kuchen

Soviel Zeit muss sein: **50 Minuten**

Portionen: **8**

Schwierigkeit: **einfach**

Nährwerte p.P. 138 kcal | Kh 10,9 g | Eiweiß 13,2 g | Fett 4,7 g

Zutaten

- 2 Eiweiß
- 180 g Mandelmilch
- 150 g Apfelmus
- 90 g Haferflocken
- 80 g Proteinpulver mit Schokoladengeschmack
- 50 g Erdnussbutter
- 10 g Kakaopulver
- 1 TL Backpulver

Zubereitung

1) Den Backofen auf 180 ° C vorheizen.
2) Zunächst die flüssigen Zutaten in einer Schüssel vermengen.
3) In einer zweiten Schüssel die trockenen Zutaten vermischen.
4) Nun die trockenen Zutaten in die flüssigen einrühren.
5) Eine Kuchenform mit Backspray besprühen oder etwas einfetten und darin den Teig gleichmäßig verteilen.
6) Im vorgeheizten Backofen ca. 40 Minuten backen, mit der Stäbchen-probe prüfen, ob der Kuchen fertig ist.

Raw-Power Schokocreme

Soviel Zeit muss sein: **10 + 120 Minuten**

Portionen: **2**

Schwierigkeit: **einfach**

Nährwerte p.P. 389 kcal | Kh 48,9 g | Eiweiß 9,4 g | Fett 14,5 g

Zutaten

- 4 Walnüsse
- 2 Medjool-Datteln
- 2 Bananen
- 10 g Amaranth, gepufft
- 200 ml Hafermilch
- 1 EL Chiasamen
- 1 EL Kakaopulver
- 1 EL Hanfproteinpulver
- ½ TL Vanille, gemahlen

Zubereitung

1) Die Datteln entkernen und grob schneiden, die Walnüsse hacken, die Bananen schälen.
2) In einer Schüssel alle Zutaten, außer den Walnüssen zu einer Creme pürieren, auf zwei Schüsseln verteilen und mit den Walnüssen bestreuen.
3) Für mind. zwei Stunden in den Kühlschrank stellen.

Mango-Creme mit Matcha

Soviel Zeit muss sein: **20 Minuten**

Portionen: **2**

Schwierigkeit: **einfach**

Nährwerte p.P. 182 kcal | Kh 24,6 g | Eiweiß 18,5 g | Fett 2,8 g

Zutaten

- 1 Mango
- 1/2 Limette
- 300 g Quark
- 150 g Joghurt
- 3 EL Agavendicksaft
- 1/2 TL Matcha-Pulver

Zubereitung

1) Zuerst die Mango schälen und in kleine Würfel schneiden, die Limette auspressen und die Schale abreiben.
2) Den Limettenabrieb mit dem Saft und mit 1 EL Agavendicksaft vermengen. Auf den Mangowürfeln verteilen und gut durchmischen.
3) Anschließend den Quark mit dem Joghurt und 2 EL Agavendicksaft ver-mischen.
4) Die Hälfte der Masse in eine zweite Schüssel geben und mit dem Matcha-Pulver vermengen. Die Mangowürfeln in zwei Gläser verteilen, abwechselnd mit beiden Cremes befüllen.

Erdbeeren mit Schokolade

Soviel Zeit muss sein: **70 Minuten**

Portionen: **2**

Schwierigkeit: **einfach**

Nährwerte p.P. 198 kcal | Kh 27,8 g | Eiweiß 2,8 g | Fett 6,5 g

Zutaten

- 60 Erdbeeren
- 35 g dunkle Schokolade
- (Kakaoanteil 75 %)
- 1 EL Kokosfett
- 1/2 TL Kokosblütenzucker

Zubereitung

1) Die Erdbeeren waschen und trockentupfen.
2) Die Schokolade zusammen mit dem Kokosfett verflüssigen, indem sie in einer Schüssel über Wasserdampf erhitzt werden. Beides zusammen mit dem Kokosblütenzucker gründlich vermischen.
3) Die Erdbeeren in die flüssige Schokolade tauchen und zum Abtropfen auf einen Rost legen.
4) Dann für ungefähr eine Stunde in den Kühlschrank geben.

Apfel-Käse-Muffins

Soviel Zeit muss sein: **40 Minuten**

Portionen: **5**

Schwierigkeit: **einfach**

Nährwerte p.P. 89 kcal | Kh 4,1 g | Eiweiß 11 g | Fett 2,8 g

Zutaten

- 4 Eiweiß
- 1 Apfel
- 1 Ei
- 200 g Hüttenkäse
- 1 EL Erythrit
- 1 TL Zimt
- ½ TL Vanille, gemahlen

Zubereitung

1) Zunächst den Backofen auf 180 ° C vorheizen.
2) Den Apfel schälen, halbieren, entkernen und fein reiben.
3) Alle Zutaten in einer Rührschüssel vermischen.
4) Die Mischung auf 10 Muffinformen verteilen.
5) Für ca. 30 Minuten backen und je Portion 2 Muffins servieren.

SNACKS

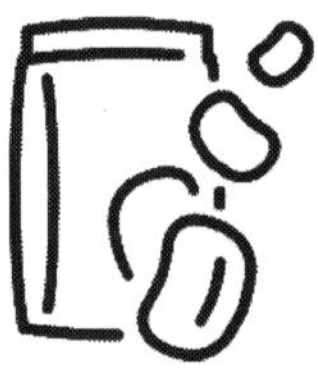

Protein-Kekse mit Mandeln und Kakao

Soviel Zeit muss sein: **20 Minuten**

Portionen: **4**

Schwierigkeit: **einfach**

Nährwerte p.P. 143 kcal | Kh 9,8 g | Eiweiß 14,0 g | Fett 4,5 g

Zutaten

- 60 g Dinkelflocken
- 30 g Mandelmus
- 45 g Whey-Proteinpulver
- 5 g Kakaopulver
- 40 ml fettarme Milch
- Mandelblättchen

Zubereitung

1) Die Dinkelflocken mit dem Mandelmus, dem Proteinpulver und dem Kakaopulver sowie der Milch zu einem Teig verrühren.
2) Danach mit der Hand eckige Kekse formen.
3) In einer zweiten Schüssel die Mandelblättchen vorbereiten und die Kekse in den Mandelblättchen wälzen, sodass sie von allen Seiten gut bedeckt sind.

Cottage Cheese Sandwich

Soviel Zeit muss sein: **20 Minuten**

Portionen: **2**

Schwierigkeit: **einfach**

Nährwerte p.P. 378 kcal | Kh 35,2 g | Eiweiß 32,4 g | Fett 11,5 g

Zutaten

- 2 Vollkorn-Burgerbrötchen
- 2 Knoblauchzehen
- 1 Schalotte
- 1/2 roter Paprika
- 200 g Cottage Cheese
- 100 g geräucherter Schinken
- ½ Handvoll Schnittlauch
- ½ Handvoll Petersilie
- ½ TL Olivenöl
- etwas Oregano
- Meersalz
- Pfeffer

Zubereitung

1) Den Knoblauch und die Schalotte schälen und kleinschneiden, die Paprika waschen, entkernen und in kleine Würfel schneiden, die Kräuter waschen und kleinhacken. Den Schinken in kleine Würfel schneiden.
2) Eine beschichtete Pfanne erhitzen und darin die geräucherten Schinkenstücke in etwas Olivenöl kurz anbraten.
3) Den Cottage Cheese, die Kräuter, die Schalotte, Knoblauch, Paprika, geräucherten Schinken und frischen schwarzen Pfeffer in eine Schüssel geben und alles gut miteinander vermengen.
4) Zuletzt die Masse in den Brötchen verteilen und servieren.

Lachsbällchen

Soviel Zeit muss sein: **30 Minuten**

Portionen: **3**

Schwierigkeit: **einfach**

Nährwerte p.P. 185 kcal | Kh 3,5 g | Eiweiß 21,5 g | Fett 10,4 g

Zutaten

- 1 Ei
- 250 g Lachs
- 20 g Dinkelflocken
- Meersalz & schwarzer Pfeffer

Zubereitung

1) Den Backofen auf 180 ° C vorheizen.
2) Währenddessen das Lachsfilet waschen, kleinschneiden und in einem Mixer kurz zu einer Masse verarbeiten.
3) Die Dinkelflocken für ca. 2 Sekunden mit einem Mixer zermahlen.
4) Danach in einer Schüssel das Lachsfilet mit dem Ei und den Dinkelflocken sowie etwas Salz und Pfeffer vermengen.
5) Auf ein mit Backpapier ausgelegtes Backblech ca. 18 Kugeln der Masse verteilen.
6) Im Ofen für ca. 20 Minuten backen, für eine Portion 5 Kugeln servieren.

Dazu passt sehr gut ein Dip mit griechischem Joghurt und etwas Salz, Pfeffer und Zitronensaft.

Süßkartoffelsticks aus dem Ofen

Soviel Zeit muss sein: **20 Minuten**

Portionen: **1**

Schwierigkeit: **einfach**

Nährwerte p.P. 234 kcal | Kh 53,3 g | Eiweiß 3 g | Fett 1,2 g

Zutaten

- 1 Süßkartoffel
- etwas Petersilie, getrocknet
- etwas Kokosöl
- Meersalz, Pfeffer

Zubereitung

1) Den Ofen auf 180 °C vorheizen.
2) Die Süßkartoffeln schälen und daraus Sticks schneiden.
3) In einer Schüssel mit etwas Kokosöl, Salz & Pfeffer sowie der Petersilie vermengen und auf einem Backblech verteilen.
4) Auf mittlerer Schiene für ca. eine Viertelstunde backen.
5) Herausnehmen und etwas abkühlen lassen.

Protein-Erdbeereis

Soviel Zeit muss sein: **5 + 120 Minuten**

Portionen: **2**

Schwierigkeit: **einfach**

Nährwerte p.P. 201 kcal | Kh 20,5 g | Eiweiß 24,5 g | Fett 2,1 g

Zutaten

- 250 g Naturjoghurt, fettarm
- 125 g Erdbeeren
- 50 g Proteinpulver mit Erdbeergeschmack

Zubereitung

1) Alle Zutaten miteinander gut vermengen.
2) Danach für mindestens 2 Stunden in den Gefrierschrank stellen.

Kiwi-Schoko-Sticks

Soviel Zeit muss sein: **10 + 180 Minuten**

Portionen: **2**

Schwierigkeit: **einfach**

Nährwerte p.P. 170 kcal | Kh 13,2 g | Eiweiß 2,4 g | Fett 12,4 g

Zutaten

- 2 Kiwis
- 65 g dunkle Schokolade
- 15 g Kokosöl
- 8 Holzspieße

Zubereitung

1) Die Kiwis schälen und jede Kiwi in 4 Scheiben schneiden.
2) In einem beschichteten Topf das Kokosöl bei wenig Temperatur schmelzen lassen, danach die Schokolade in Stücke teilen, hinzugeben und den Topf zur Seite ziehen.
3) Jede Kiwischeibe aufspießen und in die Schokolade tauchen, sodass jede Seite bedeckt ist.
4) Für mind. 2 Stunden in den Kühlschrank stellen und je Portion 4 Spieße anrichten.

Knusprige Süßkartoffel

Soviel Zeit muss sein: **50 Minuten**

Portionen: **1**

Schwierigkeit: **einfach**

Nährwerte p.P. 263 kcal | Kh 47,9 g | Eiweiß 3,5 g | Fett 4,5 g

Zutaten

- 1 Süßkartoffel
- 1 TL Olivenöl
- 1 Prise Currypulver
- 1 Prise Chilipulver
- schwarzer Pfeffer
- Meersalz

Zubereitung

1) Den Ofen auf 220 ° C vorheizen.
2) Währenddessen die Süßkartoffel gründlich waschen, danach auf der Breitseite so oft es möglich ist einschneiden, sodass das Gemüse am Ende wie ein Fächer aussieht.
3) Mit dem Salz und den Gewürzen bestreuen und mit etwas Olivenöl beträufeln.
4) Für ca. 40 Minuten im Ofen backen.

Brokkoli-Pfannkuchen

Soviel Zeit muss sein: **20 Minuten**

Portionen: **3**

Schwierigkeit: **einfach**

Nährwerte p.P. 158 kcal | Kh 2,6 g | Eiweiß 17 g | Fett 8,6 g

Zutaten

- 220 g Brokkoli
- 150 g Hüttenkäse
- 3 Eier
- Pflanzenöl
- Meersalz & Pfeffer

Zubereitung

1) Den Brokkoli waschen und in Röschen zerteilen, diese in eine Reisähnliche Form vermixen.
2) In einer Schüssel mit dem Hüttenkäse, den Eiern, etwas Meersalz und Pfeffer vermengen.
3) Eine beschichtete Pfanne mit etwas Öl erhitzen und die Masse ca. 4 Minuten herausbacken.
4) Es sollten in etwa 3 mittelgroße Pfannkuchen in der Pfanne Platz finden. Die Menge ergibt insgesamt ca. 9 Pfannkuchen.
5) Nach ca. 2 Minuten umdrehen und danach etwas abkühlen lassen. Pro Person 3 Pfannkuchen servieren.

Zucchinisticks, gegrillt

Soviel Zeit muss sein: **20 Minuten**

Portionen: **2**

Schwierigkeit: **einfach**

Nährwerte p.P. 74 kcal | Kh 6,0 g | Eiweiß 4,4 g | Fett 3,0 g

Zutaten

- 1 Zucchini
- 1 Prise Oregano, getrocknet
- etwas Knoblauchpulver
- Meersalz & Pfeffer
- Olivenöl

Zubereitung

1) Die Zucchini waschen und der Längs nach in Sticks schneiden.
2) In einer Schüssel mit etwas Oregano, Salz, Pfeffer und Knoblauchpulver sowie wenig Olivenöl für eine Viertelstunde marinieren.
3) Eine Grillpfanne auf Temperatur bringen und darin die Zucchinisticks für ca. 8 Minuten braten, zur Hälfte wenden.
4) Herausnehmen und etwas abkühlen lassen.

Für noch mehr Geschmack, nach dem Herausnehmen mit etwas Zitronensaft beträufeln.

Kürbis Snack

Soviel Zeit muss sein: **50 Minuten**

Portionen: **2**

Schwierigkeit: **einfach**

Nährwerte p.P. 142 kcal | Kh 31,8 g | Eiweiß 3,1 g | Fett 0,5 g

Zutaten

- 1 Butternut-Kürbis
- Olivenöl
- Meersalz

Zubereitung

1) Zunächst den Ofen auf 200 ° C vorheizen.
2) Den Kürbis schälen und die Kerne mit einem Löffel auskratzen, danach halbieren und in Schnitze oder Pommes-Frites Form schneiden.
3) Auf einem Backblech etwas Olivenöl verteilen und die Stücke darauf verteilen, mit Salz würzen.
4) Danach für etwa 40 Minuten in den Ofen geben, zur Hälfte der Backzeit einmal alles vermischen.
5) Der Snack ist fertig, wenn die Stücke an den Rändern anfangen zu bräunen und knusprig werden.

SMOOTHIES, SÄFTE

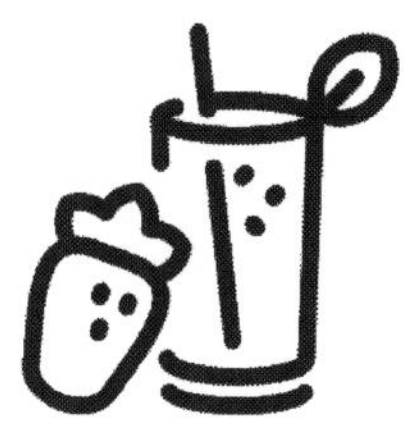

Tropenpower-Smoothie

Soviel Zeit muss sein: **10 Minuten**

Portionen: **1**

Schwierigkeit: **einfach**

Nährwerte p.P. 485 kcal | Kh 38,5 g | Eiweiß 4,7 g | Fett 31,6 g

Zutaten

- 1 Avocado
- 1/4 Ananas
- 1 Handvoll Petersilie
- 1 EL Limettensaft
- 240 ml Wasser
- eine Handvoll Eiswürfel

Zubereitung

1) Zunächst die Petersilie waschen, die Avocado schälen, halbieren und den Kern entfernen und die Ananas schälen.
2) Alle Zutaten mit 240 ml Wasser, dem Limettensaft und den Eiswürfeln in einen Mixer geben und alles gut durchmixen.

Mandelsmoothie

Soviel Zeit muss sein: **10 Minuten**

Portionen: **2**

Schwierigkeit: **einfach**

Nährwerte p.P. 230 kcal | Kh 9,4 g | Eiweiß 10,0 g | Fett 16,2 g

Zutaten

- 300 g Mandeljoghurt
- 60 g Blaubeeren
- 40 g weißes Mandelmus
- ½ TL Zitronensaft
- ein paar Eiswürfel

Zubereitung

1) Die Blaubeeren gut waschen und ev. vorhandene Stiele entfernen.
2) Alle Zutaten in einem leistungsfähigen Mixer gut vermixen.

Karotten-Apfel-Smoothie

Soviel Zeit muss sein: **10 Minuten**

Portionen: **1**

Schwierigkeit: **einfach**

Nährwerte p.P. 196 kcal | Kh 33,9 g | Eiweiß 2,5 g | Fett 6,7 g

Zutaten

- 100 g Äpfel
- 20 g Karotten
- 10 g Walnüsse
- 1 Medjool-Dattel
- 1/4 daumengroßes Stück Ingwer
- 1/2 TL Kurkuma
- 180 ml Wasser
- ein paar Eiswürfel

Zubereitung

1) Zunächst die Karotten und die Äpfel waschen. Die Möhren in einen Entsafter geben, den Ingwer schälen und die Dattel entkernen.
2) Alle Zutaten in einen Mixer geben und gut durchmixen.

Grünkohlsmoothie mit Mango und Orange

Soviel Zeit muss sein: **10 Minuten**

Portionen: **1**

Schwierigkeit: **einfach**

Nährwerte p.P. 109 kcal | Kh 19,6 g | Eiweiß 2,3 g | Fett 2 g

Zutaten

- 1 Stange Grünkohl
- 1 Orange
- 1/2 Mango
- ein paar Eiswürfel

Zubereitung

1) Zunächst den Grünkohl waschen und in Stücke schneiden.
2) Die Orange und die Mango schälen und in grobe Stücke zerteilen.
3) Alles zusammen mit ein paar Eiswürfel in einen Mixer geben und bei höchster Stufe gut durchmixen.

Grüner Smoothie mit Hanfprotein

Soviel Zeit muss sein: **10 Minuten**

Portionen: **1**

Schwierigkeit: **einfach**

Nährwerte p.P. 213 kcal | Kh 41,8 g | Eiweiß 7,5 g | Fett 1,3 g

Zutaten

- 1 Banane
- 1 Handvoll Babypinat
- 1 EL Hanfprotein
- 1 TL Limettensaft
- 1 TL Honig
- 100 ml Wasser
- ein paar Eiswürfel

Zubereitung

1) Den Spinat waschen, die Banane schälen und grob schneiden.
2) Anschließend alle Zutaten in einen Mixer geben und gut vermixen.

Bananensmoothie mit Blaubeeren

Soviel Zeit muss sein: **10 Minuten**

Portionen: **1**

Schwierigkeit: **einfach**

Nährwerte p.P. 258 kcal | Kh 49,4 g | Eiweiß 3,2 g | Fett 6,7 g

Zutaten

- 150 g Blaubeeren
- 10 g Walnüsse
- 1/2 Banane
- 140 ml Wasser
- ein paar Minzblätter
- ein paar Eiswürfel

Zubereitung

1) Die Blaubeeren und die Minzblätter waschen, mit den restlichen Zutaten in einen Mixer geben und gut durchmixen.

Himbeersmoothie

Soviel Zeit muss sein: **10 Minuten**

Portionen: **1**

Schwierigkeit: **einfach**

Nährwerte p.P. 149 kcal | Kh 37,2 g | Eiweiß 3,5 g | Fett 0,4 g

Zutaten

- 150 g Himbeeren
- 150 g Naturjoghurt
- ein paar Minzblätter, gewaschen
- ein paar Eiswürfel

Zubereitung

1) Die Himbeeren waschen und mit den restlichen Zutaten in einen Mixer füllen.
2) Auf höchster Stufe für eine Minute gut durchmixen (eventuell etwas Leitungswasser hinzufügen).

Smoothie mit Grünkohl und roter Beete

Soviel Zeit muss sein: **10 Minuten**

Portionen: **1**

Schwierigkeit: **einfach**

Nährwerte p.P. 118 kcal | Kh 17,3 g | Eiweiß 3,6 g | Fett 4 g

Zutaten

- 1 Stange Grünkohl
- 1 Stange Sellerie
- 1 rote Bete
- 1/2 Orange
- ein paar Blätter Petersilie
- 1 EL Zitronensaft
- 1 TL Leinöl
- 80 ml Wasser
- ein paar Eiswürfel

Zubereitung

1) Zuerst das Gemüse waschen, und die rote Bete, die Orange und den Stangensellerie schälen.
2) Alles in einen Mixer geben und gut durchmixen.
3) Durch ein feines Sieb gießen und gut ausdrücken.

Erdbeer-Schoko-Milch

Soviel Zeit muss sein: **10 Minuten**

Portionen: **1**

Schwierigkeit: **einfach**

Nährwerte p.P. 278 kcal | Kh 26,3 g | Eiweiß 11,6 g | Fett 12,2 g

Zutaten

- 140 g Erdbeeren
- 10 g Walnüsse
- 200 ml Hafermilch
- 1 1/2 EL Kakao
- 1 EL Dattelsirup

Zubereitung

1) Zunächst die Erdbeeren waschen und die Stiele entfernen.
2) Danach alle Zutaten in einen Mixer geben und alles gut durchmixen.

Mango-Smoothie mit Johannisbeeren

Soviel Zeit muss sein: **10 Minuten**

Portionen: **2**

Schwierigkeit: **einfach**

Nährwerte p.P. 174 kcal | Kh 21,4 g | Eiweiß 3,6 g | Fett 5,3 g

Zutaten

- 1 Mango
- 280 g schwarze Johannisbeeren
- 20 g Walnüsse
- 2800 ml Leitungswasser
- ein paar Minzblätter
- ein paar Eiswürfel

Zubereitung

1) Die schwarzen Johannisbeeren sowie die Minzblätter waschen.
2) Die Mango schälen, halbieren und das Fruchtfleisch herauslösen.
3) Die Früchte mit den übrigen Zutaten in einen Mixer füllen und gründlich durchmischen.

Kokos-Dattel-Smoothie

Soviel Zeit muss sein: **10 Minuten**

Portionen: **2**

Schwierigkeit: **einfach**

Nährwerte p.P. 412 kcal | Kh 22,3 g | Eiweiß 4,1 g | Fett 34 g

Zutaten

- 80 g Kokosflocken
- 280 ml Kokoswasser
- 2 entkernte Datteln
- 1/4 TL Currypulver
- ein paar Eiswürfel

Zubereitung

1) Sämtliche Zutaten in einen Mixer füllen und gut durchmischen.
2) Das Püree durch ein feines Haarsieb passieren und gründlich ausdrücken.

Granatapfel-Grapefruit-Smoothie

Soviel Zeit muss sein: **10 Minuten**

Portionen: **1**

Schwierigkeit: **einfach**

Nährwerte p.P. 144 kcal | Kh 30,5 g | Eiweiß 1,2 g | Fett 0,8 g

Zutaten

- 1 Grapefruit
- 150 g Granatapfelkerne
- 1/3 Tütchen Bourbon-Vanillezucker
- etwas Wasser oder Eiswürfel

Zubereitung

1) Die Kerne waschen, trocken tupfen und halbieren. Die Grapefruit auspressen.
2) Die Beeren mit dem Pomelo-Saft und dem Bourbon-Vanillezucker in einem Mixer für etwa ein bis zwei Minuten cremig verrühren.
3) Bei Bedarf mit kaltem Wasser verdünnen oder mit Eiswürfeln noch cremiger mixen.

Sattmacher-Smoothie

Soviel Zeit muss sein: **10 Minuten**

Portionen: **1**

Schwierigkeit: **einfach**

Nährwerte p.P. 337 kcal | Kh 36,0 g | Eiweiß 8,3 g | Fett 9,9 g

Zutaten

- 1 Banane
- 1 Apfel
- ½ Avocado
- 1/4 daumengroßes Stück Ingwer
- 1 Handvoll Babyspinat
- 4 EL Orangensaft
- 180 ml Wasser
- ein paar Eiswürfel

Zubereitung

1) Den Spinat waschen, die Avocado schälen, halbieren und den Kern entfernen, die Banane, den Apfel und den Ingwer schälen, den Apfel entkernen.
2) Alle Zutaten mit 180 ml Wasser, dem Orangensaft und den Eiswürfeln in einen Mixer geben und alles gut durchmixen.
3) Am Ende durch ein feines Sieb gießen.

Himbeer-Spinat-Smoothie

Soviel Zeit muss sein: **10 Minuten**

Portionen: **1**

Schwierigkeit: **einfach**

Nährwerte p.P. 152 kcal | Kh 31,4 g | Eiweiß 2,5 g | Fett 2,4 g

Zutaten

- 1 Dattel
- 75 g Himbeeren
- 30 g Babyspinat
- 100 ml Apfelsaft, naturtrüb
- 50 ml Wasser
- 1/2 TL natives Rapsöl
- 1/4 TL Kurkuma
- etwas schwarzer Pfeffer

Zubereitung

1) Den Babyspinat waschen, den Stiel abschneiden und trocken tupfen. Danach die Blätter in schmale Streifen schneiden. Die Himbeeren waschen.
2) Sämtliche Zutaten in einem Mixer für ein bis zwei Minuten gut verrühren. Bei Bedarf mit kaltem Wasser verdünnen oder einen Eiswürfel dazu geben.

Detox Smoothie

Soviel Zeit muss sein: **10 Minuten**

Portionen: **2**

Schwierigkeit: **einfach**

Nährwerte p.P. 162 kcal | Kh 14,7 g | Eiweiß 3,2 g | Fett 8,9 g

Zutaten

- 2 Stangen Grünkohl
- 1 grüner Apfel
- ½ Avocado
- 1/4 Gurke
- 1 EL Limettensaft
- 180 ml Wasser
- ein paar Eiswürfel

Zubereitung

1) Das Gemüse und den Apfel waschen, die Avocado schälen, halbieren und den Kern entfernen, den Apfel halbieren und entkernen.
2) Das Gemüse mit 180 ml Wasser, dem Limettensaft und den Eiswürfeln in einen Mixer geben und alles gut durchmixen.

Birnen-Spinat-Smoothie

Soviel Zeit muss sein: **10 Minuten**

Portionen: **1**

Schwierigkeit: **einfach**

Nährwerte p.P. 247 kcal | Kh 48,8 g | Eiweiß 4,5 g | Fett 1,5 g

Zutaten

- 2 kleine Birnen
- 1 Limette
- 1 Handvoll Weintrauben
- 20 g Babyspinat
- 120 ml Wasser
- ein paar Eiswürfel

Zubereitung

1) Den Spinat sowie die Weintrauben waschen, die Birne halbieren und entkernen, die Limette schälen.
2) Anschließend alle Zutaten in einen Mixer geben und pürieren.
3) Durch ein feines Sieb gießen und gut ausdrücken.

Mango-Erdbeer-Smoothie

Soviel Zeit muss sein: **15 Minuten**

Portionen: **1**

Schwierigkeit: **einfach**

Nährwerte p.P. 148 kcal | Kh 24,9 g | Eiweiß 5,2 g | Fett 1,6 g

Zutaten

- 5 Erdbeeren
- 1/2 kleine Mango
- 1/2 Medjool-Dattel
- 110 ml Sojamilch
- 1 kleiner Spritzer Zitronensaft
- ein paar Eiswürfel

Zubereitung

1) Die Mango schälen und grob schneiden, die Erdbeeren waschen und vom Stiel befreien, die Dattel entkernen.
2) Alles mit der Sojamilch, den Eiswürfeln und einem Spritzer Zitronensaft in einen Mixer geben und gut durchmixen.

Blaubeer-Lassi

Soviel Zeit muss sein: **10 Minuten**

Portionen: **1**

Schwierigkeit: **einfach**

Nährwerte p.P. 149 kcal | Kh 37,2 g | Eiweiß 3,5 g | Fett 0,5 g

Zutaten

- 3-4 Minzblätter
- 150 g Sojajoghurt
- 140 g Blaubeeren
- ein paar Eiswürfel

Zubereitung

1) Die Blaubeeren waschen. Mit den übrigen Zutaten in einen Mixer geben.
2) Auf maximaler Stufe für eine Minute gut durchmischen und eventuell mit etwas Leitungswasser verdünnen.

Grüner-Power-Smoothie

Soviel Zeit muss sein: **10 Minuten**

Portionen: **1**

Schwierigkeit: **einfach**

Nährwerte p.P. 441 kcal | Kh 27,1 g | Eiweiß 5,6 g | Fett 31,7 g

Zutaten

- 1 Avocado
- 1 Handvoll grüne Weintrauben
- 1 grüner Apfel
- 1/2 Fenchelknolle
- 1/4 Gurke
- 1 Spritzer Zitronensaft
- 80 ml Wasser
- ein paar Eiswürfel

Zubereitung

1) Zunächst das Gemüse und das Obst waschen, die Avocado schälen, halbieren und den Kern entfernen, den Apfel halbieren und entkernen.
2) Das Gemüse mit 80 ml Wasser, dem Zitronensaft und den Eiswürfeln in einen Mixer geben und alles gut durchmixen.

Verry-Berry-Smoothie

Soviel Zeit muss sein: **xx Minuten**

Portionen: **1**

Schwierigkeit: **einfach**

Nährwerte p.P. 246 kcal | Kh 26,8 g | Eiweiß 3,3 g | Fett 11,3 g

Zutaten

- ½ Banane
- 1/4 Avocado
- 60 g Heidelbeeren
- 40 g Himbeeren
- 180 ml Pflanzenmilch
- 1 Msp. Vanille, gemahlen
- ein paar Eiswürfel

Zubereitung

1) Zunächst das Obst waschen und vorbereiten, die Avocado schälen, halbieren und den Kern entfernen.
2) Alle Zutaten mit den Eiswürfeln in einen Mixer geben und alles gut durchmixen.

30 Tage Ernährungsplan

Fitness Ernährungsplan Woche 1

Phase 1	Morgen	Mittag	Abend
Tag 1	Overnight-Oats	Asiatisches Huhn	Gemüseeintopf
	Morgen	Mittag	Abend
Tag 2	Sojajoghurt mit Erdbeeren	Thunfisch mit Sesamkruste und Brokkoli	Tofu-Spieße mit Babyspinat-Salat
	Morgen	Mittag	Abend
Tag 3	Shakshuka mit Zucchini und Feta-Käse	Karotten-Quinoa Schale	Cottage-Cheese Fladen
	Morgen	Mittag	Abend
Tag 4	Grüner Smoothie mit Hanfprotein	Linsen-Dal	Fischtaler mit Spinatsalat
	Morgen	Mittag	Abend
Tag 5	Power-Pancakes	Zucchini-Spaghetti mit Fleischbällchen	Grünkohlpfanne mit Lachs
	Morgen	Mittag	Abend
Tag 6	Hanfprotein-Bowl	Gedämpfter Lachs mit Chili-Limetten-Sauce	Gemüsepfanne
	Morgen	Mittag	Abend
Tag 7	Fitnesswaffeln	Grünes Thai-Curry	Power-Omelette mit Brokkoli

Fitness Ernährungsplan Woche 2

Phase 2	Morgen	Mittag	Abend
Tag 8	Rühreí mit Schnittlauch und Pfifferlingen	Spaghetti mit Thunfisch	Linsen mit Tofu und grünen Bohnen
Tag 9	Matcha-Smoothie-Bowl	Buchweizen-Bratlinge mit Joghurt-Dip	Thunfischfilet mit Grünkohl
Tag 10	Rührei mit Pesto und Leinöl	Linsen-Dal	Schnitten mit Hühnchen und Chili
Tag 11	Gebackene Avocado	Hackfleisch-Buchweizen Pfanne	Sobadnudeln mit Rucola
Tag 12	Joghurt-Quark Frühstück	Asiatisches Huhn	Tofu mit Cocktailtomaten und Chili
Tag 13	Omelett mit Avocado und Lollo Bianco	Grünes Thai-Curry	Linsen-Mangold-Bowl
Tag 14	Kokos-Pancakes	Blumenkohl-Erbsen Curry	Ingwer-Putenpfanne

Fitness Ernährungsplan Woche 3

Phase 2	Morgen	Mittag	Abend
Tag 15	Dinkel-Joghurt-Bowl mit Blaubeeren	Hüttenkäse-Spinat Kuchen	Hühnchen in Nusskruste mit Brokkoli
	Morgen	**Mittag**	**Abend**
Tag 16	Himbeersmoothie	Kabeljau mit Mangold	Cottage-Cheese Fladen
	Morgen	**Mittag**	**Abend**
Tag 17	Veganes Rührei	Rinderfiletstreifen mit Paprika und Champignons	Toast mit roter Bete, Lachs und Avocado
	Morgen	**Mittag**	**Abend**
Tag 18	Schnelles Magerquark Frühstück	Buchweizen-Bratlinge mit Joghurt-Dip	Kabeljaufilet mit Orange und Kräutern
	Morgen	**Mittag**	**Abend**
Tag 19	Grüne-Algen-Bowl	Schweinefilet mit Süßkartoffeln	Garnelenspieße
	Morgen	**Mittag**	**Abend**
Tag 20	Dinkel-Porridge mit Himbeeren und Datteln	Thunfisch mit Sesamkruste und Brokkoli	Chicken-Burger
	Morgen	**Mittag**	**Abend**
Tag 21	Rührei mit Pesto und Leinöl	Hackfleischeintopf mit Süßkartoffeln und Schafskäse	Garnelen-Taler

Fitness Ernährungsplan Woche 4

Phase 2	Morgen	Mittag	Abend
Tag 22	Vollkornbrot mit Himbeer Chiasamen-Aufstrich	Beefsteak mit Süßkartoffeln und Pilzen	Hühnchenlasagne
	Morgen	**Mittag**	**Abend**
Tag 23	Dinkelporridge mit Hanfprotein	Asiatisches Huhn	Gemüsepfanne
	Morgen	**Mittag**	**Abend**
Tag 24	Omelette-Küchlein	Kabeljau mit Mangold	Toast mit roter Bete, Lachs und Avocado
	Morgen	**Mittag**	**Abend**
Tag 25	Skyr mit Blaubeeren und Banane	Wok Gemüsepfanne	Hühnchen mit grünen Bohnen
	Morgen	**Mittag**	**Abend**
Tag 26	Karotten-Apfel Smoothie	Sobanudeln mit Spinat und Garnelen	Seelachs mit Lauch und Kräuteröl
	Morgen	**Mittag**	**Abend**
Tag 27	Schnelles Magerquark Frühstück	Blumenkohl-Erbsen Curry	Fischtaler mit Spinatsalat
	Morgen	**Mittag**	**Abend**
Tag 28	Mango-Erdbeer Smoothie	Fischauflauf	Cottage-Cheese Fladen
	Morgen	**Mittag**	**Abend**
Tag 29	Omelette mit Räucherlachs und Spinat	Gemüsepfanne mit Buchweizen und Hirse	Linsen mit Tofu und grünen Bohnen
	Morgen	**Mittag**	**Abend**
Tag 30	Proteinjoghurt	Zucchini-Spaghetti mit Fleischbällchen	Ingwer-Putenpfanne

Schlusswort

Liebe fitnessbegeisterte Leserinnen und Leser,

ihr seid am Ende meines Kochbuchs zum Thema Fitness Ernährung angekommen.

Ich hoffe, ich konnte euch mit meinen Rezepten, die ganz auf die sportliche Fitness zugeschnitten sind, wichtige Einblicke verschaffen und euch inspirieren, so zu kochen, wie es eurem Körper guttut. Die Rezepte sind möglichst simpel gehalten, ausgewogen zusammengestellt und lassen sich von euch problemlos in euren Tagesablauf eingliedern.

Mit den 160 Rezepten, die ich in diesem Fitness-Kochbuch für euch aufgelistet habe, dürfte jeder sportlich Interessierte etwas Geeignetes für seinen Fitness-Level und für seinen Geschmack finden.

Ich wünsche euch großartige sportliche Erfolge, viel Spaß beim Kochen für eure Fitness sowie die richtige Einstellung, um euren Körper mit den notwendigen Nährstoffen zu versorgen.

Alles Liebe und guten Appetit!

Rechtliches

Die Benutzung dieses Buchs und die Umsetzung der darin enthaltenen Informationen erfolgt ausschließlich auf eigenes Risiko. Der Verlag und auch der Autor können für etwaige Unfälle und Schäden jeder Art, die sich durch die Verwendung dieses Buches ergeben, aus keinem Rechtsgrund eine Haftung übernehmen. Haftungsansprüche gegen den Verlag und den Autor für Schäden materieller oder ideeller Art, die durch die Nutzung oder Nichtnutzung der Informationen bzw. durch die Nutzung fehlerhafter und/ oder unvollständiger Informationen verursacht werden, sind grundsätzlich ausgeschlossen. Rechts- und Schadenersatzansprüche sind daher ausgeschlossen.

Das Werk inklusive aller Inhalte wurde unter größter Sorgfalt erstellt. Der Verlag und der Autor übernehmen jedoch keine Gewähr für die Aktualität, Korrektheit, Vollständigkeit und Qualität der bereitgestellten Informationen. Druckfehler und Falschinformationen können nicht vollständig ausgeschlossen werden. Der Verlag und auch der Autor übernehmen keine Haftung für die Aktualität, Richtigkeit und Vollständigkeit der Inhalte des Buches, ebenso nicht für Druckfehler. Es kann keine juristische Verantwortung sowie Haftung in irgendeiner Form für fehlerhafte Angaben und daraus entstandenen Folgen vom Verlag bzw. Autor übernommen werden. Die Autoren behalten es sich ausdrücklich vor, Teile der Seiten oder das gesamte Angebot ohne gesonderte Ankündigung zu verändern, zu ergänzen, zu löschen oder die Veröffentlichung zeitweise oder endgültig einzustellen.

Impressum

Herdprofis wird vertreten durch:

lunify OG

Neulerchenfelderstrasse 30/22

1160 Wien

Österreich

Icons

Icons made by Freepik (https://www.flaticon.com/authors/freepik) from www.flaticon.com | https://www.flaticon.com

Coverbilder

GRAFIKGUIDE | http://www.grafikguide.at

Printed in Poland
by Amazon Fulfillment
Poland Sp. z o.o., Wrocław

90063563R00112